罗田中草药名录

顾　问　黄　波　易茂先
主　编　蔡炳文
副主编　王明辉　王咏初　蔡胜林

科学出版社

北　京

内 容 简 介

本书为湖北省罗田县中草药资源的名录，收载了罗田县境内分布的中草药，共计 1628 种。书中介绍了每种中草药的拉丁名、药名、土名、植物性状、分布、药用功效及处方计量等内容。

罗田县是大别山药材之乡。本书收载的中草药品种、分布，可供药材生产、收购及科研教学单位参考。同时可为山区人民识药、采药、用药、种药提供依据，为药材富县添砖加瓦，尽微薄之力。

图书在版编目（CIP）数据

罗田中草药名录 / 蔡炳文主编.—北京：科学出版社，2019.6
ISBN 978-7-03-061374-5

Ⅰ . ①罗… Ⅱ . ①蔡… Ⅲ . ①中草药 - 罗田县 - 名录 Ⅳ . ① R28-62

中国版本图书馆CIP数据核字(2019)第103543号

责任编辑：陈深圣 / 责任校对：王晓茜
责任印制：徐晓晨 / 封面设计：北京图阅盛世方化传媒有限公司

科 学 出 版 社 出版
北京东黄城根北街 16 号
邮政编码：100717
http://www.sciencep.com

北京九州迅驰传媒文化有限公司 印刷
科学出版社发行　各地新华书店经销

*

2019年6月第 一 版　开本：720×1000　1/16
2021年2月第三次印刷　印张：12 1/4　插页：6
字数：220 000

定价：78.00元
（如有印装质量问题，我社负责调换）

前　言

开发中草药，劝富千万家。

罗田县位于湖北大别山主峰天堂寨南麓，总面积2144平方千米，最高海拔1729米，最低海拔47米，是一个"八山一水一分田"的山区。全县境内，山峦起伏，溪河纵横，气候温和，地貌多样，为各种类型药用植物提供了繁衍生息的最佳生态环境。据编者近60年的调查，全县拥有药用植物1631种，占全县维管束植物（2431种）的67%，堪称"湖北大别山药库"。

千百年来，罗田人民有识药、采药、用药和种药的优良历史传统，罗田茯苓、罗苍（术）、罗桔（梗）闻名遐迩，为罗田赢得了良好的声誉。罗田有三部县志：第一部为明嘉靖《罗田县志》，收载全县植物166种，其中药用植物达135种；第二部为清光绪《罗田县志》，收载全县植物191种，其中药用植物达166种；第三部为民国罗田县志（稿）收载全县植物275种，其中药用植物达219种，占全县植物的80%左右。

中华人民共和国成立以后，在党和政府的正确领导下，植物资源调查被提到了重要议事日程。1958年罗田县林业局在湖北黄冈林业学校师生的帮助下，对三里畈公社进行了植物资源调查，编制了全县第一部《罗田县三里畈公社植物名录》（手写油印稿），收载三里畈公社植物225种。其中药用植物达211种。1960年以来，在有关大专院校、科研单位教授、专家的指导帮助下，经过编者近60年的实地调查（1960～2019年的标本采集和有关资料参考），统计罗田全县有维管束植物达2431种，药用植物达1631种。

本书是湖北大别山地区较为全面的中草药工具书。全书收载的中草药均为罗田野生、栽培和引种成功的药用植物。全书除植物生态有简述外，其生长地域、药用部位、功能主治和处方计量等均有所述及。

本书中草药腊叶标本除展出1000余份外，其余均收藏在湖北大别山植物园标本馆，正文植物标本号与标本馆中植物编号对应，可供读者参观查阅。

本书属县域读本，可供中草药爱好者、药材专业公司和药农阅读、参考。

由于条件的制约和编者知识的局限，书中难免出现疏漏和不足，敬请有关专家和读者不吝指正。

编　者

2018年6月30日

目　　录

一、银耳科 Tremellaceae

1. 银耳（白木耳）*Tremella fuciformis* Berk.

食用菌。子实体入药。滋阴、润肺、养胃、生津。治虚劳咳嗽、干咳无痰或肺结核干咳，痰中带血、虚热口渴。本品 5 克，冰糖炖服。标本号 2341。

二、木耳科 Auricularaceae

2. 木耳（黑木耳）*Auricularia auricula*（L. ex Hook.）Underw.

食用菌。子实体入药。凉血止血。治胀风、血痢、血淋、崩漏、痔疮。现用于高脂血症。入菜食用。标本号 2339。

三、灵芝科 Ganodermataceae

3. 灵芝 *Fomes japonicus* Fr.

药用菌。全株入药。治虚劳咳嗽、气喘、失眠、消化不良、慢性支气管炎、支气管哮喘、冠心病、白细胞减少症、心律失常、急性传染性肝炎、肺肾两虚之咳喘症。本品研粉，每次 3 克，温开水冲服。标本号 2342。

四、多孔菌科 Polyporaceae

4. 茯苓 *Poria cocos*（Schw.）Wolf

药用菌。子实体入药。外用治风湿痹痛。内服治心力衰竭（心衰）、脾虚、水肿。本品 30 克，水煎服。标本号 2337。

五、松萝科 Usneaceae

5. 松萝（云雾草）*Tillandsia usneoides*（L.）L.

寄生草本。地衣体（叶状体）入药。清肝、化痰、止血、解毒。治头痛、目赤、咳嗽、痰多、疟疾、瘰疬、白带、崩漏、外伤出血、痈肿、毒蛇咬伤、淋巴结炎。标本号 247。

六、石耳科 Umbilicariaceae

6. 石耳 *Gyrophora esculenta* Miyoshi

石生菌。全菌入药。养阴、止血。治劳咳吐血、肠风下血、痔漏、脱肛、痔疮出血，止咳。本品 10 克，炖猪肉食用。有临床报道可治疗慢性支气管炎。标本号 1588。

七、蘑菇科 Agaricaceae

7. 香菇 *Lentinus edodes*（Berk.）Sing.

食用菌。子实体入药。益胃气、脱痘疹。为补充维生素 D 的要剂。预防佝偻病，并治贫血、水痘、软骨病。入菜食用。标本号 2338。

8. 蘑菇 *Agaricus campestris* L. ex Fr.

食用菌。子实体入药。悦神、开胃、止泻、止吐，益肠胃、化痰、理气。治脾虚、泄泻。入菜食用。标本号 2343。

9. 松蕈（丛菇）*Cortinellus edodese* P. Henn.

食用菌。全菌入药。主治尿路感染、溲浊、尿频、尿急、尿不尽。入菜食用。标本号 2345。

八、鼊蕈科（鬼笔科）Phallaceae

10. 鬼笔 *Ithyphallus rugulosus* Fisch.

药用菌。子实体入药。主治恶疮、疖、疽、疥、痈、蚁瘘等。晒干和油涂敷。标本号 2346。

九、石松科 Lycopodiaceae

11. 蛇足石杉 *Huperzia serrata*（Thunb. ex Murray）Trevis.

多年生丛生草本。全草药用。能退热止痛，消肿解毒。水煎服。外治肿毒、疗疖疮毒等。标本号 1337。

12. 石松（伸筋草）*Lycopodium japonicum* Thunb. ex Murray

多年生草质藤本。药名伸筋草。全草祛风除湿，舒筋活络。用于关节酸痛，屈伸不利，风湿性关节炎，关节肿痛。取 6 克，水煎服。标本号 384。

十、卷柏科 Selaginellaceae

13. 江南卷柏 *Selaginella moellendorffii* Hieron.

陆生常绿植物。全株药用。能清热、镇痛、解毒，利尿消肿。治外伤出血、痔疮出血及跌打损伤，水火烫伤、吐血等症。标本号 1738。

14. 卷柏（九死还魂草）*Selaginella tamariscina*（P. Beauv.）Spring

多年生直立旱生草本。全草活血通经，用于闭经经痛、跌打损伤。卷柏炭化痰止血，用于吐血崩漏、便血、痔疮、脱肛。标本号 164。

15. 翠云草 *Selaginella uncinata*（Desv.）Spring

陆生常绿植物。全草药用。有清热解毒、去湿、利尿、消炎、舒经络、止血等功效。主治尿急、尿血。本品 10 克，水煎服。标本号 739。

十一、木贼科 Equisetaceae

16. 问荆 *Equisetum arvense* L.

多年生草本。全草入药。有利尿、止血、消肿、清热止咳功效。治尿路感染、骨折及尿血、咳血等。本品 10 克，水煎服。对牲畜有毒。标本号 109。

17. 笔管草（土木贼）*Equisetum ramosissimum* Desf. subsp. *debile*（Roxb. ex Vauch.）Hauke

多年生草本。全草利湿清热、明目。治目赤胀痛、臆膜胬肉、急性黄疸型肝炎、淋病。临床报道可治急性黄疸型肝炎。标本号 762。

18. 节节草 *Commelina diffusa* Burm. f.

一年生草本。全草入药。能收敛止血、利尿、发汗、治眼疾等。治风寒感冒，用全草水煎服。标本号 825。

十二、阴地蕨科 Botrychiaceae

19. 阴地蕨 *Botrychium ternatum*（Thunb.）Sw.

多年生草本。全草入药。清热解毒、平肝散结。治小儿高热惊厥、抽搐。外敷治毒疮。水煎服。标本号 763。

十三、紫萁科 Osmundaceae

20. 紫萁（薇菜）*Osmunda japonica* Thunb.

多年生草本。供食用。根状茎作贯众代药。性微寒、味苦，有小毒。可止血、驱虫，有清热解毒功效。主治支气管扩张咳血。本品 10 克，水煎服。标本号 132。

十四、海金沙科 Lygodiaceae

21. 海金沙 *Lygodium japonicum*（Thunb.）Sw.

多年生草本。孢子清利湿热、通淋止痛。用于热淋、石淋、血淋、膏淋、尿道涩痛。主治泌尿系统结石。本品 10 克，水煎服。标本号 764。

十五、里白科 Gleicheniaceae

22. 芒萁 *Dicranopteris dichotoma*（Thunb.）Berhn.

陆生草本。全草入药。有清热、利尿、祛瘀、止血功效。主治尿结石、尿血。本品水煎服。标本号 166。

十六、碗蕨科 Dennstaedtiaceae

23. 溪洞碗蕨 *Dennstaedtia wilfordii*（Moore）Christ

陆生常绿植物。全草药用。有清热解毒、利尿功效。治尿路感染、久病不愈、狂犬咬伤、蛇伤、蜈蚣咬伤、刀伤、烫伤。标本号 1275。

十七、鳞始蕨科 Lindsaeaceae

24. 乌蕨 *Stenoloma chusanum* Ching

多年生草本。全草药用。有清热、解毒、利湿、止血功效。治风热感冒咳嗽、扁桃体炎、腮腺炎、肝炎、痢疾、白浊、白带、吐血、便血、烫伤等。本品 15 克，水煎服。标本号 2126。

十八、蕨科 Pteridiaceae

25. 蕨 *Pteridium aquilinum*（L.）Kuhn var. *latiusculum*（Desv.）Underw. ex Heller

陆生常绿草本。全草药用。清热、利湿、消肿、安神。治脱肛、发热、痢疾、湿热、黄疸、高血压、头昏、失眠、风湿性关节炎、白带、痔疮等。治高血压头晕，以蕨粉 6 克，一日三次，开水冲服。标本号 147。

十九、凤尾蕨科 Pteridaceae

26. 井栏边草 *Pteris multifida* Poir.

多年生草本。全草清热毒，活血利尿。治痢疾、肠炎、小便淋沥、骨折、泄泻、热淋。每次 15 克，水煎服。标本号 105。

二十、中国蕨科 Sinopteridaceae

27. 银粉背蕨 *Aleuritopteris argentea*（Gmel.）Fee

陆生草本。全草入药。活血、调经、止血、补虚、止咳。治腰腿痛、筋骨痛、月经不调、经量过多等。本品 10 克，开水冲服。标本号 665。

28. 野雉尾金粉蕨（野鸡尾）*Onychium japonicum*（Thunb.）Kze.

多年生草本。高山分布。全草清热利湿、解毒、止血。治痢疾、蛇毒咬伤。本品捣碎，外敷患处。标本号 765。

二十一、裸子蕨科 Hemionitidaceae

29. 普通凤丫蕨 *Coniogramme intermedia* Hieron

陆生植物。根茎入药。补肾、涩精、祛风、渗湿，民间治肾虚腰痛、淋证、白带、风湿性关节炎、跌打损伤等。标本号 1382。

30. 凤丫蕨 *Coniogramme japonica*（Thunb.）Diels

陆生草本。全草入药。可消肿解毒。主治腮腺炎、蛇串疮。水煎服。标本号 2127。

二十二、蹄盖蕨科 Athyriaceae

31. 多齿蹄盖蕨 *Athyrium multidentatum*（Doell.）Ching

中型陆生植物。清热解毒，杀虫止痛。主治外感风热、发热、恶风、咽痛、口干、虫积腹痛。本品 6 ～ 10 克，水煎服。标本号 2128。

32. 中华蹄盖蕨 *Athyrium sinense* Rupr.

中小型陆生植物。全草有清热解毒、驱虫功效。治流行性感冒（流感）、麻疹、流行性乙型脑炎（乙脑）、流行性脑脊髓炎（流脑）、钩虫病、蛔虫病。每次 10 克，水煎服。标本号 23。

33. 禾秆蹄盖蕨 *Athyrium yokoscense*（Franch. et sav.）Christ

中型陆生植物。全草有清热解毒、除虫功效。主治外伤出血，驱蛔虫等。本品 6 ～ 10 克，水煎服。标本号 24。

34. 假蹄盖蕨 *Athyriopsis japonica*（Thunb.）Ching

中型湿生草本植物。全草入药。消肿毒。主治痈、肿、疮、疖肿毒。标本号 1362。

35. 中华短肠蕨 *Allantodia chinensis*（Bak.）Ching

中型陆生植物。全草有清热解毒、利湿退黄之效。主治流感发热、头痛、黄疸、黄疸型肝炎。标本号 1239。

二十三、铁角蕨科 Aspleniaceae

36. 虎尾铁角蕨 *Asplenium incisum* Thunb.

陆生植物。全草药用。治小儿惊风，高热抽搐。本品 5 ～ 10 克，煎服。标本号 1571。

37. 北京铁角蕨 *Asplenium pekinense* Hance

陆生植物。全草药用。化痰止咳、利膈、止血。治外伤出血、扭伤，还用于外感咳嗽、肺结核、支气管炎、支气管扩张咳血等。标本号 2129。

38. 华中铁角蕨 *Asplenium sarelii* Hook.

陆生植物。全草药用。清热解毒、止咳利咽、利湿消肿、止血止痛。治感冒、扁桃体炎、腮腺炎、咽喉肿痛、乳汁不下、白浊、跌打损伤、烫火伤。标本号 1058。

39. 铁角蕨 *Asplenium trichomanes* L.

陆生植物。全草药用。性凉，味淡。清热解毒，调经止血。治疔疮、热疖、疮疖肿痛等。本品 15 克，水煎服。标本号 493。

二十四、金星蕨科 Thelypteridaceae

40. 渐尖毛蕨 *Cyclosorus acuminatus*（Houtt.）Nakai

小型陆生植物。全草药用。祛风除湿，舒筋活血。治风湿筋骨痛、肢体麻木、狂犬咬伤。主治风湿性关节炎。本品 15 克，水煎服。标本号 627。

41. 延羽卵果蕨 *Phegopteris decursive-pinnata*（van Hall）Fée

陆生植物。全草入药。浙江民间治水湿鼓胀、疔毒溃烂等。主治肝硬化腹水。本品水煎服。标本号 2130。

二十五、岩蕨科 Woodsiaceae

42. 耳羽岩蕨 *Woodsia polystichoides* Eaton

陆生植物。全草民间用根状茎治伤筋、软组织损伤。本品捣烂外敷。标本号 1379。

二十六、鳞毛蕨科 Dryopteridaceae

43. 贯众 *Cyrtomium Fortunei* J. Sm.

中型植物。根状茎药用。能驱虫解毒。治虫积腹痛、高血压、头晕头痛，预防急性传染病。还可作农药，治蚜虫、蝗虫等。本品 5～20 克，水煎服。标本号 1185。

44. 镰羽贯众 *Cyrtomium balansae*（Christ）C. Chr.

中型植物。根状茎入药。清热解毒、驱虫。用于流感、蛔虫病。本品 10～15 克，水煎服。标本号 1185。

45. 阔鳞鳞毛蕨 *Dryopteris championii*（Benth.）C. Chr.

中型植物。根状茎有清热解毒、止咳平喘功效。主治感冒、便血、痛经、钩虫病、烧烫伤。预防流感及呼吸道传染病。本品 15 克，水煎服。标本号 1368。

46. 两色鳞毛蕨 *Dryopteris bissetiana*（Baker）C. Chr.

中型陆生植物。根状茎有清热解毒、杀虫、止血、抗病毒、抗真菌功效。主治时邪感、偏热者、发热重、恶寒轻、头痛、咽肿、口干而渴、舌质红、苔薄白、脉浮者、瘟疫、斑疹、吐血、衄血、肠风便血、血痢、血崩、带下等。本品 15 克，水煎服。标本号 1373。

47. 黑足鳞毛蕨 *Dryopteris fuscipes* C. Chr.

常绿草木。中型陆生植物。根茎及叶柄残基入药。有收敛消炎功效。主治毒疮溃烂，久不吸止，疮毒久不收口。可内服，也可外敷。标本号 2131。

48. 戟叶耳蕨（三叉耳蕨）*Polystichum tripteron*（Kunze）Presl

陆生植物。根茎及叶柄残基入药。散寒止痛，治风湿腹痛。本品 10 克，水煎服。标本号 1289。

二十七、槲蕨科 Drynariaceae

49. 槲蕨（骨碎补）*Drynaria roosii* Nakaike

陆生植物，附生岩石或树干上。根茎疗伤止痛，补肾强骨。用于跌打闪挫、筋骨损伤、肾虚腰痛、耳鸣耳聋、牙齿松动、祛风湿。外用治斑秃、白癜风。标本号 1530。

二十八、水龙骨科 Polypodiaceae

50. 抱石莲 *Lepidogrammitis drymoglossoides*（Baker）Ching

小型附生植物。高山分布。全草有清热解毒、渗湿利尿、祛风化痰、凉血祛瘀功效。主治淋巴结炎、肺结核、风湿骨痛、小儿高热、内外伤出血、跌打损伤。外用治疗疮肿毒。标本号 1603。

51. 瓦韦 *Lepisorus thunbergianus*（Kaulf.）Ching

附生植物。多年生草本。山区分布。全草利尿、止血。治淋病、痢疾、牙疳、尿道炎。本品 10～15 克，水煎服。标本号 1671。

52. 江南星蕨 *Microsorum fortunei*（T. Moore）Ching

中型植物。全草有清热利湿、凉血解毒功效。主治流行性感冒、哮喘、支气管炎、黄疸、小儿惊风、肺痨咳嗽、风湿性关节炎、淋证、尿道结石、痢疾、白带、蛇虫咬伤、无名肿毒、疔毒、痈疽、外伤出血等。本品 6～10 克，水煎服。

标本号 1719。

53. 盾蕨 *Neolepisorus ovatus*（Bedd.）Ching

中型植物。全草有清热利湿、散瘀活血、止血功效。主治劳伤吐血、血淋、跌打损伤、烧烫伤、疔毒痈肿。标本号 1416。

54. 金鸡脚假瘤蕨（金鸡脚）*Phymatopteris hastata*（Thunb.）Pic. Serm.

陆生植物。小型草本。全草药用。有镇咳解毒、祛湿利尿、消食化积之效。治小儿惊风、五淋白浊、疔毒、蛇咬伤。还治支气管炎，小儿食积。本品 6～10 克，水煎服。标本号 35。

55. 水龙骨 *Polypodiodes niponica*（Mett.）Ching

附生植物。根状茎入药。能消肿祛毒，行气活血，散瘀补肾。治跌打损伤、骨折、劳伤、秃疮、腰腿痛、半身不遂、肾虚腰痛等。本品 15 克，水煎服。标本号 686。

56. 北京石韦 *Pyrrosia davidii.*（Gies）Ching

小型植物。全草有清热解毒功效。主治咳嗽、尿路感染。本品 6～10 克，水煎服。标本号 337。

57. 有柄石韦 *Pyrrosia petiolosa*（Chrit）Ching

小型植物。全草有消炎利尿、清湿热功效。主治急慢性肾炎、肾盂肾炎、膀胱炎、尿道炎、泌尿系统结石、支气管哮喘、肺热咳嗽。标本号 591。

58. 庐山石韦 *Pyrrosia sheareri*（Baker）Ching

中型植物。全草有利水通淋、凉血止血功效。主治小便短赤、淋漓涩痛、血淋、石淋、咳嗽。本品 15 克，水煎服。标本号 237 号。

二十九、苹科 Marsileaceae

59. 苹（田字草）*Marsilea quadrifolia* L.

浅水植物。全草药用。清热解毒，利尿消肿。外用治疮和毒蛇咬伤。捣烂外敷。标本号 773。

三十、槐叶苹科 Salviniaceae

60. 槐叶苹 *Salvinia natans*（L.）All.

漂浮植物。全草入药。治虚劳发热、湿疹、丹毒、疔疮和烫伤。本品 15 克，水煎服。标本号 774。

三十一、满江红科 Azollaceae

61. 紫萍 *Spirodela polyrrhiza*（L.）Schleid.

浮水植物。全草有散风热、透疹、利尿功效。用于麻疹不透、风疹瘙痒、水肿尿少。本品 10 克，水煎服。标本号 2132。

三十二、苏铁科 Cycadaceae

62. 苏铁 *Cycas revoluta* Thunb.

常绿灌木。种子入药。治痢疾，止咳，止血等。本品 10 克，水煎服。但有毒，须慎用。标本号 1816。

三十三、银杏科 Ginkgoaceae

63. 银杏（白果） *Ginkgo biloba* L.

落叶乔木。白果敛肺定喘、止带缩尿。用于痰多喘咳、带下白浊、遗尿尿频。治慢性支气管炎、尿失禁。每次 10 克水煎服。大量进食可引起中毒。标本号 490。

三十四、松科 Pinaceae

64. 雪松 *Cedrus deodara*（Roxb.）G. Don

常绿乔木。精油具有较强防尘、减噪和杀菌能力。有美容、驱蚊、抗菌、收敛、利尿、化痰、镇静功效。治慢性支气管炎、痰多咳嗽。取本品研粉，每次服 2 克，一日两次。标本号 728 号。

65. 华山松 *Pinus armandii* Franch.

常绿乔木。松节、花粉、针叶、种仁入药。祛风除湿、活络止痛、收敛止血、祛风活血、明目安神、解毒止痒、润肺、助肠。治风湿性关节炎、失眠。本品 5 克，水煎服。标本号 1004。

66. 马尾松 *Pinus massoniana* Lamb.

常绿乔木。松花粉收敛止血、燥湿敛疮，用于外痔出血、湿疹、黄水疮、皮肤溃烂、脓水淋漓。治疮毒久不收口，止血生肌。水煎服。标本号 468。

67. 黄山松 *Pinus taiwanensis* Hayata

常绿乔木。松针、花粉、松节、松脂入药。祛风除湿、生肌止痛、润肺、止血。

用于风湿性关节炎，止痛，生肌敛疮。标本号 568。

68. 黑松 *Pinus thunbergii* Parl.

常绿乔木。针叶、花粉入药。祛风活血、明目安神、解毒止痒、收敛止血。主治关节肿痛、失眠多梦。本品 5 克，水煎服。标本号 780。

69. 金钱松 *Pseudolarix amabilis*（Nelson）Rehd.

落叶乔木。引种栽培。树皮或根皮治癣疮。浸酒涂擦或研末调敷。治牛皮癣。取树皮 30 克，浸 75% 的乙醇（酒精）外擦。标本号 1235。

三十五、杉科 Taxodiaceae

70. 柳杉 *Cryptomeria fortunei* Hooibrenk ex Otto et Dietr.

常绿乔木。根皮、茎皮及枝叶入药。全株治痈疽、疮毒、烫伤、癣等。主治顽癣，以根皮捣烂外敷患处。标本号 701。

71. 杉木 *Cunninghamia lanceolata*（Lamb.）Hook.

常绿乔木。根、树皮、木材、叶、球果、杉节入药。止咳去痰、祛风止痛、解毒敛疮。治慢性气管炎、胃痛、风湿性关节炎等。以杉树节煎水服。标本号 467。

72. 水杉 *Metasequoia glyptostroboides* Hu et Cheng

落叶乔木。树皮入药。发汗解表、解毒疏风。治风热感冒。以皮 10 克，水煎服。标本号 393。

三十六、柏科 Cupressaceae

73. 柏木 *Cupressus funebris* Endl.

常绿乔木。枝叶治吐血、血痢、痔疮、烫伤。侧柏叶炭治吐血、便血、月经量多。标本号 1123。

74. 刺柏 *Juniperus formosana* Hayata

常绿乔木。根皮、枝皮、枝叶入药。清热解毒。治风热感冒、烫伤、癣疮。主治癣疮。鲜刺柏叶捣烂外敷。标本号 901。

75. 侧柏 *Platycladus orientalis*（L.）Franco

常绿乔木。种仁养心安神、润肠通便、止汗。用于阴血不足、虚烦失眠、心悸怔忡、肠燥便秘、阴虚盗汗。主治失眠，大便干结。柏子仁 10 克，水煎服。标本号 112。

76. 塔柏 *Sabina chinensis*（L.）Ant. Pyramidalis

常绿小乔木。枝叶有祛风散寒、活血、消肿、利尿功效。主治关节炎。水煎服。

标本号 744。

三十七、罗汉松科 Podocarpaceae

77. 罗汉松 *Podocarpus macrophyllus*（Thunb.）D. Don

常绿乔木。根、叶入药。凉血、止血。用于跌打损伤、风湿骨痛。主治风湿。罗汉松根 15 克，水煎服。标本号 668。

78. 竹柏 *Podocarpus nagi*（Thunb.）Zoll. et Mor ex Zoll.

常绿乔木。叶入药。止血、接骨。用于外伤出血。捣烂外敷。标本号 791。

三十八、三尖杉科 Cephalotaxaceae

79. 三尖杉 *Cephalotaxus fortunei* Hook. f.

常绿灌木。全株入药。可提取多种生物碱。用于急性白血病和淋巴肉瘤。主治白血病，本品 15 克，水煎服。标本号 126。

80. 粗榧 *Cephalotaxus sinensis*（Rehd. et Wils.）Li

常绿灌木。全株入药。可提取多种生物碱。用于急性白血病和淋巴肿瘤。主治白血病，本品 10 克，水煎服。标本号 449。

三十九、红豆杉科 Taxaceae

81. 穗花杉 *Ametotaxus argotaenia*（Hance）Pilger

常绿小乔木。根、树皮药用。用于跌打损伤和骨折。治软组织损伤，取皮捣烂外用。标本号 2133。

82. 南方红豆杉 *Taxus chinensis*（Pilger）Rehd. var. *mairei*（Lemee et Levl.）Cheng et L. K. Fu

常绿乔木。种子入药。消食积，驱蛔虫，利尿。治小便不利、肠结核。为全世界公认的抗癌药。主治各类肿痛。取本品 2～3 克入药。标本号 938。

四十、三白草科 Saururaceae

83. 蕺菜（鱼腥草）*Houttuynia cordata* Thunb.

多年生草本。全草入药。有小毒。能清热解毒、利水消肿。嫩茎可食。主治肺炎、肺部感染。本品 15 克，水煎服。标本号 365。

84. 三白草 *Saururus chinensis*（Lour.）Baill.

多年生草本。全草入药。清热利尿、解毒消肿。主治肾炎。本品 10 克，水煎服。标本号 188。

四十一、胡椒科 Piperaceae

85. 石南藤（爬岩香）*Piper wallichii*（Miq.）Hand.-Mazz.

攀援藤本。带嫩枝入药。祛风去湿、舒筋活络、益智。治风湿麻痹、腰脚酸软、头风头痛、咳嗽气喘。主治风湿性关节炎。本品 15 克，水煎服。标本号 1490。

四十二、金粟兰科 Chloranthaceae

86. 金粟兰 *Chloranthus spicatus*（Thunb.）Makino

常绿半灌木。全株入药。用于风湿骨痛，外用疗疮。治风湿性关节炎。本品 10 克，水煎服。标本号 1395。

87. 丝穗金粟兰 *Chloranthus fortunei*（A. Gray）Solms-Laub.

多年生草本。全草入药。能解毒消肿、活血祛瘀，有代"细辛"入药者，但效用不同，且有毒，应废止。治蛇虫咬伤。本品 10 克，水煎服。嫩茎可食。标本号 334。

88. 多穗金粟兰 *Chloranthus multistachys* Pei

多年生草本。全株药用。治筋骨劳伤、软组织损伤，可内服外敷。标本号 807。

89. 及己 *Chloranthus serratus*（Thunb.）Roem et Schult

多年生草本。全草或根状茎入药。能抗菌化痰、舒筋活络、祛风止痛、解毒消肿，但有毒。治风湿性关节炎。本品 5 克，水煎服。有作"土细辛"入药者，应废止。标本号 1653。

四十三、杨柳科 Salicaceae

90. 响叶杨 *Populus adenopoda* Maxim.

落叶乔木。根皮、树皮、叶入药。祛风活血。治风痹、四肢不遂、跌打损伤。用于风湿性关节炎、软组织损伤。取根、皮、叶适量，水煎服或外敷。标本号 549。

91. 钻天杨 *Populus nigra* var. *italica*（Moench）Koehne

落叶乔木。树皮入药。有凉血解毒、祛风除湿功效。治风湿性关节炎、痛风。主治感冒、风湿疼痛、脚气浮肿、烧烫伤等。本品 15 克，水煎服。标本号 797 号。

92. 毛白杨 *Populus tomentosa* Carr.

落叶乔木。树皮祛痰，治咳嗽痰喘。主治慢性气管炎、支气管炎、咳嗽痰多之症。标本号 1291。

93. 小叶杨 *Populus simonii* Carr.

落叶乔木。树皮有祛风活血、清热利湿功效。主治风湿痹痛、肺热咳嗽、小便淋沥、口疮、牙痛、痢疾、脚气、驱蛔虫、风湿性关节炎。本品 15 克，水煎服。标本号 2352。

94. 垂柳 *Salix babylonica* L.

落叶乔木。枝叶、树皮、根皮、须根入药。祛风利尿、止痛消肿。治风湿痹痛、淋病、白浊、小便不通、龈肿、风湿性关节炎、关节肿痛。本品 15 克，水煎服。标本号 703。

95. 中华柳 *Salix cathayana* Diels

落叶乔木。树枝入药。解表止痛。治感冒。本品 10 克，水煎服。标本号 1241。

96. 银叶柳 *Salix chienii*

落叶乔木。树枝入药。有清热解毒、祛风止痒、止痛功效。主治感冒发热、咽喉肿痛、皮肤瘙痒（过敏性皮肤瘙痒）、膀胱炎、跌打损伤。本品 15 克，水煎服。标本号 1452。

97. 旱柳 *Salix matsudana* Koidz.

落叶乔木。枝叶入药。治黄疸型肝炎、风湿性关节炎、湿疹。本品 15 克，水煎服。标本号 835。

98. 皂柳 *Salix wallichiana* Anderss.

落叶乔木。根入药。祛风、解热、除湿。治风湿性关节炎、头风痛。本品 15 克，水煎服。标本号 1263。

四十四、杨梅科 Myricaceae

99. 杨梅 *Myrica rubra*（Lour.）S. et Zucc.

常绿乔木。根、树皮、果、种子入药。理气、止血、化瘀、生津止渴、和胃消食、杀虫止痒。治口干口渴。本品 10 克，水煎服。标本号 2201。

四十五、胡桃科 Juglandaceae

100. 山核桃 *Carya cathayensis* Sarg.

落叶乔木。种仁入药。滋润补养，微炒，黄酒送服，治腰痛。鲜根皮煎汤浸洗，治脚痔（脚趾缝湿痒）、肾虚腰痛。鲜外果皮治皮肤癣症。标本号 563。

101. 美国山核桃（薄壳山核桃）*Carya illinoensis*（Wangenh）K. Koch

落叶乔木。果名碧根果，核仁可食。强肾补脑，补肾，固精强腰，温肺定喘，润肠通便。主治肺虚、肝肾两虚、咳喘便秘。每日食用 3～5 个。种仁含油 70% 以上。标本号 991。

102. 青钱柳 *Cyclocarya paliurus*（Batal.）Iljinsk.

落叶乔木。果枝及树皮入药。祛风除湿，治五劳（痨）七伤及皮癣。青钱柳茶具有改善糖代谢、降低胆固醇、促进血液循环、抗氧化等作用。主治风湿性关节炎。本品 15 克，水煎服。标本号 137。

103. 胡桃 *Juglans regia* L.

落叶乔木。核仁可食。根及树皮有小毒。有补肾、固精强腰、温肺定喘、润肠通便功效。主治肾虚喘咳、腰痛脚弱、阳痿遗精、小便频数、石淋、大便燥结、慢性气管炎、哮喘等。还治肺肾两虚咳喘、泌尿系统结石。每日食 3～5 个。标本号 98。

104. 化香树 *Platycaya strobilacea* Sieb. et Zucc.

落叶乔木。叶入药。有消肿解毒、杀虫功效。治无名肿毒及头癣、痈肿疮毒。本品 10 克，水煎服。标本号 390。

105. 枫杨 *Pterocarya stenoptera* C. DC.

落叶乔木。有小毒。树皮治龋齿痛、疥癣、烫伤。临床报道可治烧伤。主治牙痛、水火烫伤。本品 6 克，水煎服。标本号 328。

四十六、桦木科 Betulaceae

106. 江南桤木 *Alnus trabeculosa* Hand.-Mazz.

落叶乔木。叶片嫩叶入药。有清热解毒功效。主治湿疹、荨麻疹、过敏性皮疹等。本品 10 克，水煎服。标本号 479。

107. 亮叶桦 *Betula luminifera* H. Winkl.

落叶乔木。根入药。清热利尿，用于小便不利、水肿。治急慢性肾炎。本品 10 克，水煎服。标本号 2216。

108. 千金榆 *Carpinus cordata* Bl.

落叶乔木。果穗入药。健胃消食。治消化不良、食入腹胀。适量煎服。标本号 597。

109. 多脉鹅耳枥 *Carpinus polyneura* Franch.

落叶小乔木。根药用。有活血散瘀，利湿通淋功效。主治跌打损伤、痈肿、淋证、尿路结石等。适量煎服。标本号 2852。

110. 川榛 *Corylus heterophylla* Fisch. var. *sutchuenensis* Franch.

落叶灌木或小乔木。果实入药。开胃健脾、明目。治劳伤、风湿麻木、病后虚弱、食欲疲乏、脾虚食滞、关节疼痛。煎服。标本号 588。

四十七、壳斗科 Fagaceae

111. 栗（板栗）*Castanea mollissima* Bl.

落叶乔木。果实、果壳、根皮入药。果益气补肾，治胃虚腰痛、伤损疼痛，活血止血，益气除湿。树皮煎汤洗丹毒。根可治偏肾气等。主治肾虚腰痛、软组织损伤。每日生食 5～7 枚。标本号 731。

112. 茅栗 *Castanea seguinii* Dode

落叶乔木。树皮或根治肺炎、肺结核、丹毒、疮毒。取 50 克，煎汤服食。标本号 473。

113. 青冈 *Cyclobalanopsis glauca*（Thunb.）Oerst.

常绿乔木。根皮、树皮入药。活血、调经、驱蛔虫。治月经不调。本品 15 克，水煎服。标本号 573。

114. 细叶青冈 *Cyclobalanopsis gracilis*（Rehd. et Wils.）Cheng et T. Hong

常绿乔木。叶、种仁入药。止痢、止渴、止血。治臁疮、痢疾。本品 10 克，煎服。标本号 1378。

115. 麻栎 *Quercus acutissima* Carruth.

落叶乔木。果实入药。涩肠固脱，治泻痢脱肛、痔血。外用碾末调敷。但痢疾初起，有湿热积滞等忌服。主治痢疾、泄泻、久泄不止。本品 15 克，煎服。标本号 2218。

116. 白栎 *Quercus fabri* Hance

落叶乔木。球状虫瘿可入药。治疳积、疝气及火眼。本品 6 克，水煎服。标本号 1371。

四十八、榆科 Ulmaceae

117. 紫弹树（紫檀朴）*Celtis biondii* Pamp.

落叶乔木。全株入药。清热解毒、祛痰、利尿。主治肾炎水肿。标本号 100。

118. 朴树 *Celtis sinensis* Pers.

落叶乔木。树皮止泻敛汗。治瘰疬、肿毒、腹中痞块、牛皮癣、烫火伤。主治淋巴结核、淋巴结炎。标本号 1158。

119. 刺榆 *Hemiptelea davidii*（Hance）Planch.

落叶小乔木。叶入药。用于蛇咬伤。捣烂外敷。标本号 1280。

120. 青檀 *Pteroceltis tatarinowii* Maxim.

落叶乔木。枝叶入药。有祛风、除湿、消肿功效。治诸风麻痹、痰湿流注、脚膝瘙痒、胃痛及发痧气痛等。主治风湿性关节炎。本品 10 克，煎服。标本号 1425。

121. 兴山榆 *Ulmus bergmanniana* Schneid.

落叶乔木。种子入药。驱蛔虫、消食积。治蛔虫腹痛、疥癣、恶疮等。适量煎服。标本号 1436。

122. 大果榆 *Ulmus macrocarpa* Hance

落叶乔木。果实加工品入药。性温、味苦辛。杀虫、消积。主治下肢慢性溃疡、体表其他部位慢性溃疡及虫积腹痛、小儿疳泻、冷痢、疥癣、恶疮。本品 6 克，水煎服。标本号 1426。

123. 榆 *Ulmus pumila* L.

落叶乔木。产城郊。果实、树皮和叶药用。有安神功效。治失眠多梦。本品 15 克，水煎服。标本号 391。

124. 榔榆 *Ulmus parvifolia* Jacq.

落叶乔木。产城郊。树皮、茎叶入药。有清热利水、解毒消肿、凉血止血功效。主治热淋、小便不利、疮疡肿毒、乳痈、烧烫伤、痢疾、胃肠出血、尿血、痔血、腰背酸痛、外伤出血等。本品 10 ～ 15 克，水煎服。标本号 803。

125. 榉树 *Zelkova serrata*（Thunb.）Makino

落叶乔木。皮、叶供药用。嫩叶敷贴火烂疮有效。树皮清热利水，治时行头痛、热毒下痢、水肿。本品 10 克，水煎服。标本号 1590。

126. 大叶榉树 *Zelkova schneideriana* Hand.-Mazz.

落叶乔木。树皮入药。清热利水。治时行头痛、热毒下痢、水肿、感冒头痛、急性痢疾。本品 10 克，水煎服。标本号 2186。

四十九、桑科 Moraceae

127. 藤构 *Broussonetia kaempferi* Sieb. var. *australis* Suzuki

蔓状灌木。根叶入药。树汁用以治皮肤炎、皮肤痒疹。取汁外搽皮疹处。标本号 1351。

128. 小构 *Broussonetia papyrifera*（L.）L Herit. ex Vent.

落叶灌木。树皮祛风、活血、利尿。治风湿痹痛、跌打损伤、虚肿、皮炎、风湿性关节炎。本品 6 克，水煎服。标本号 77。

129. 构树 *Broussonetia papyrifera*（Linn.）L'Hér. ex Vent.

落叶乔木。果及根入药。利尿消肿、祛风活血、解毒、止痢。治肠炎、黄疸、水肿、疥癣、皮炎、肾炎、痢疾等。本品 10 克，水煎服。标本号 195。

130. 大麻 *Cannabis sativa* L.

一年生草本。果实入药。镇痛、止咳、止痛。本品 1 ～ 3 克，水煎服。标本号 115。

131. 柘树 *Macluna tricuspidata* Carr.

落叶灌木或小乔木。根皮可治妇人崩中血结、疟疾、瘀血内结。取 10 克，水煎服。标本号 297。

132. 无花果 *Ficus carica* Linn.

落叶灌木。栽培植物。果或花托健胃清肠，消肿解毒。治肠炎、痢疾、便秘、痔疮、泄泻。取 6 ～ 10 克，水煎服。标本号 248。

133. 尖叶榕 *Ficus henryi* Warb. ex Diels

小乔木。叶、果实入药。收敛止血。治内痔、便血。取 10 克，水煎服。标本号 1491。

134. 薜荔（凉粉砣）*Ficus pumila* Linn.

落叶藤本。果实可制凉粉。茎叶祛风、利湿、活血、解毒。治风湿痹痛、泻痢、淋病、跌打损伤、痈肿疮疖、风湿性关节炎。取 10 ～ 15 克，水煎服。标本号 123。

135. 珍珠莲 *Ficus sarmentosa* Buch.-Ham. ex J. E. Sm. var. *henryi*（King ex Oliv.）Corner

藤状灌木。花托治睾丸偏坠、内痔便血。取 5 ～ 10 克，水煎服。标本号 1517。

136. 爬藤榕 *Ficus sarmentosa* Buch.-Ham. ex J. E. Sm. var. *impressa*（Champ.）Corner.

攀援木本。根、茎入药。用于风湿骨痛、跌打损伤、小儿惊风。取 10 克，水煎服。标本号 1516。

137. 啤酒花 *Humulus lupulus* Linn.

落叶藤本。雌花序入药。健胃消食、利尿安神。治消化不良、腹胀、浮肿、膀胱炎、肺结核、失眠、泌尿系统感染。取 3 ～ 6 克，水煎服。标本号 1563。

138. 葎草 *Humulus scandes*（Lour.）Merr.

缠绕草本。全草入药。有清热解毒、利尿消肿功效。主治肺结核潮热、胃肠炎、痢疾、感冒发热、小便不利、肾盂肾炎、膀胱炎、泌尿系统结石、支气管炎、尿道炎。外用治毒蛇咬伤。取 10 ～ 15 克，水煎服。标本号 2003。

139. 桑 *Morus alba* L.

落叶乔木。叶能疏散风热、清肺润燥、清肝明目。用于风热感冒、肺热燥咳、头晕头痛、目赤昏花、咳嗽少痰。标本号 30。

140. 鸡桑 *Morus australis* Poir.

落叶小乔木。根、叶入药。清热解表。治感冒咳嗽。取 6 ～ 10 克，水煎服。标本号 342。

141. 华桑 *Morus cathayana* Hemsl.

落叶小乔木。根、叶入药。疏风清热、清肝明目。治感冒头痛、目赤、咽喉肿痛、肺热咳嗽。取 10 克，水煎服。标本号 723。

142. 蒙桑 *Morus mongolica* Schneid.

落叶小乔木。叶入药。祛风、清热、活血、明目。用于感冒发热、头痛、目赤肿痛、口渴、肺炎、咳嗽、下肢象皮肿。取 10 ～ 15 克，水煎服。标本号 805。

五十、荨麻科 Urticaceae

143. 悬铃叶苎麻 *Boehmeria tricuspis*（Hance）Makino

多年生草本。根药用。能祛风湿。治关节炎。取 10 克，水煎服。标本号 314。

144. 细穗苎麻 *Boehmeria gracilis* C. H. Wright

多年生草本。全草入药。清热解毒、祛风止痒、活血化瘀。治皮肤发痒、湿毒、湿疹。取 10 ～ 15 克，水煎服。标本号 454。

145. 小赤麻 *Boehmeria spicata*（Thunb.）Thunb.

多年生草本。根治痔疮、软组织损伤。取 15 ～ 30 克，煎水熏洗。标本号 2187。

146. 苎麻 *Boehmeria nivea*（L.）Gaudich.

多年生草本。根能清热、止血、解毒、散瘀。治热病大渴、大狂、血淋、癃闭、吐血、下血、赤白带下、丹毒、痈肿、跌打损伤、蛇虫咬伤、热病神昏抽搐。标本号 1740。

147. 庐山楼梯草 *Elatostema stewardii* Merr.

多年生草本。全草活血散瘀、消肿止咳。治跌打损伤、流行性腮腺炎、闭经、咳嗽。标本号 1147。

148. 糯米团 *Gonostegia hirta*（Bl.）Miq.

多年生小藤本。全草清热解毒、健脾、止血。治疔疮、痈肿、瘰疬、痢疾、小儿疳积、吐血、外伤出血、白带过多。取 6 ～ 10 克，水煎服。标本号 810。

149. 珠芽艾麻 *Laportea bulbifera*（Sieb. et Zucc.）Wedd.

多年生草本。全株入药。祛风除湿、活血、止痛。治风湿性关节炎。取

10 ～ 15 克，水煎服。标本号 527。

150. 艾麻 *Laportea cuspidata*（Wedd.）Friis

多年生草本。根祛风湿、通经络、解毒、消肿。治腰腿疼痛、风湿、麻木不仁、风痹惊厥、水肿、老鼠疮、蛇咬伤。标本号 1814。

151. 花点草 *Nanocnide japonica* Bl.

多年生草本。全草治咳嗽痰多、咳嗽痰中带血。取 10 克，水煎服。标本号 243。

152. 毛花点草 *Nanocnide lobata* Wedd.

多年生草本。全草通经络，治肺病咳嗽。临床报道有治疗烧伤功能。治肺结核，取 10 克，水煎服。标本号 1815。

153. 紫麻 *Oreocnide frutescens*（Thunb.）Miq.

落叶小灌木。全株入药。清热解毒，用于感冒发热。果实用于咽喉肿痛。治风湿感冒，取 6 ～ 10 克，水煎服。标本号 1357。

154. 赤车 *Pellionia radicans*（Sieb. et Zucc.）Wedd.

多年生草本。全株入药。消肿、止痛，用于跌打损伤。本品捣烂外敷。标本号 804。

155. 蔓赤车 *Pellionia scabra* Benth.

亚灌木。全草入药。消肿止痛、止血。治跌打损伤、疮疖肿痛。标本号 2854。

156. 蒙古冷水花 *Pilea mongolica* Wedd.

一年生草本。根茎入药。有清热解毒功效。治热毒。取 6 ～ 10 克，水煎服。标本号 1105。

157. 透茎冷水花 *Pilea pumila*（L.）A. Gray

一年生草本。根及根茎、叶入药。利尿、解毒、安胎。治肾炎水肿。本品 6 ～ 10 克，水煎服。标本号 994。

158. 冷水花 *Pilea peploides*（Gaudich.）Hook. et Arn. var. *major* Wedd.

一年生草本。全草入药。清热解毒、祛瘀止痛。治跌打损伤。取 10 ～ 15 克，水煎服，也可外敷。标本号 808。

159. 粗齿冷水花 *Pilea sinofasciata* C. J. Chen

多年生草本。全草入药，祛风活血、理气止痛。治关节肿痛、劳伤身痛、腰腿不适。还治风湿关节痛，取 10 ～ 15 克，水煎服。标本号 1150。

160. 琉璃草（三角叶冷水花）*Cynoglossum zeylanicum*（Vahl）Thunb.

多年生草本。全草入药。有解毒功效。主治热毒。取 6 ～ 10 克，水煎服。

标本号 1787。

161. 大蝎子草（掌叶蝎子草）*Girardinia diversifolia*（Link）Friis

多年生草本。根、叶入药。祛风除湿、止咳活血。治风湿麻木、筋骨疼痛、咳嗽吐血、劳伤腰痛、水肿、痒疮、头风头昏、高血压、风湿性关节炎、咳嗽带血。本品 10 克，水煎服。标本号 1318。

162. 宽叶荨麻 *Urtica laetevirens* Maxim.

多年生草本。全草药用。治风湿、虫咬。本品 10 ～ 15 克，水煎服。标本号 455。

五十一、铁青树科 Olacaceae

163. 青皮木 *Schoepfia jasminodora* Sieb. et Zucc.

落叶小乔木。树根入药。叶可清热解毒、止痛。治疮痒及刺痛、带状疱疹。本品 10 克，水煎服。标本号 1398。

五十二、檀香科 Santalaceae

164. 米面蓊 *Buckleya lanceolate*（Sieb. et Zucc.）Miq.

落叶灌木。叶供药用。治疮痒及刺痛。标本号 192。

165. 百蕊草 *Thesium chinense* Turcz

多年生草本。全草药用。补肾、益肾、解毒、消食、利尿、祛风湿。治黄疸、肝炎、肾炎及其他炎症。还治肾虚、腰痛、头昏。本品 10 克，水煎服。标本号 812。

五十三、桑寄生科 Loranthaceae

166. 栗寄生 *korthalsella japonica*（Thunb.）Engl.

常绿寄生灌木。全株有祛风湿、补肝肾、行气活血、止痛功效。主治风湿痹痛、肢体麻木、腰膝酸痛、头晕目眩、跌打损伤等。还可治风湿。本品 10 ～ 15 克，水煎服。标本号 2806 号。

167. 锈毛钝果寄生 *Taxillus levinei*（Merr.）H. S. Kiu

常绿灌木。全株入药。消炎、止咳。用于气管炎、肺结核咳嗽。治支气管炎、肺结核。本品 10 克，水煎服。外用治疮疖。标本号 206。

168. 槲寄生 *Viscum coloratum*（Kom.）Nakai

常绿寄生灌木。全株药用。有补肝肾、强筋骨、降压、安神、催乳之效。治风湿性关节炎。本品 10 ～ 15 克，水煎服。标本号 2855。

五十四、马兜铃科 Aristolochiaceae

169. 北马兜铃 *Aristolochia contorta* Bunge

多年生藤本。根、果入药。有祛痰发汗功效。治咳嗽痰多。本品 10～15 克，水煎服。标本号 2856。

170. 马兜铃 *Aristolochia debilis* Sieb. et Zucc.

多年生草质藤本。果实清肺降气，止咳平喘，清肠消痔。用于肺热咳嗽、痰中带血、肠热痔血、痔疮肿痛、支气管炎。本品 6～10 克，水煎服。标本号 44。

171. 寻骨风（绵毛马兜铃）*Aristolochia mollissima* Hance

本质藤本。全草入药。浸酒可治筋骨及肚痛。治风湿性关节炎。本品 10～15 克，水煎服。标本号 10、399。

172. 管花马兜铃 *Aristolochia tubiflora* Dunn

草质藤本。根入药。治蛇咬伤，捣烂外敷伤处。标本号 99。

173. 杜衡 *Asarum forbesii* Maxim.

多年生草本。全草入药。有散寒止咳、祛风止痛功效。治支气管炎、风湿痛。本品 10 克，煎服。标本号 216。

174. 小叶马蹄香 *Asarum ichangense* C. Y. Cheng et C. S. Yang

多年生草本。产自天堂地区。全草作"土细辛"入药。标本号 2135。

175. 大叶细辛 *Asarum maximum* Hemsl.

多年生草本。全草入药。治风寒感冒、头痛咳嗽、风湿痛、跌打损伤。本品 10 克，煎服。标本号 2857。

176. 华细辛（细辛）*Asarum sieboldii* Miq.

多年生草本。产天堂寨。全草药用。有消气、定喘、发汗、祛痰、止痛等功效。治劳伤、心气痛、腹痛、牙痛、喘咳。本品 10 克，煎服。标本号 1359。

177. 马蹄香 *Saruma henryi* Oliv.

多年生草本。全草入药。有消风散气、解暑、利尿通淋、去积功效。主治结石、小便不利、尿血、风湿水肿、伤风头痛、风咳胃痛、久积疼痛。本品 15 克，煎服。外用治痈肿疔疖。标本号 2858。

五十五、蛇菰科 Balanophoraceae

178. 宜昌蛇菰 *Balanophora henryi* Hemsl.

寄生肉质草本。全草药用。有润肺止咳、活血散瘀、止痛功效。主治肝炎、头痛、胃痛、心绞痛、肾虚腰痛。本品 15～20 克，水煎服。标本号 1220。

五十六、蓼科 Polygonaceae

179. 金线草 *Antenoron filiforme*（Thunb.）Rob. et Vaut.

多年生草本。全草入药。祛风除湿、消肿止痛。用于痢疾、风湿骨痛、跌打损伤。治风湿性关节炎、软组织损伤。本品 15 ~ 20 克，水煎服。标本号 2859。

180. 短毛金线草（稀毛金线草）*Antenoron filiforme*（Thunb.）Rob. et Vaut. var. *neofiliforme*（Nakai）A. J. Li

多年生草本。根状茎浸酒内服，治劳伤及软组织损伤。全草有抗菌消炎、止痛止泻功效，治胃痛、痢疾及痈疽疮毒。本品 10 ~ 15 克，水煎服。标本号 675。

181. 金荞麦 *Fagopyrum dibotrys*（D. Don）Hara

多年生草本。根茎清热解毒、排脓祛瘀。用于肺痈吐脓、肺热喘咳、乳痈肿痛，祛风抗癌，抑菌。主治肺脓肿、咽喉肿痛、痢疾、无名肿毒、跌打损伤、风湿关节痛。取本品 10 ~ 15 克，水煎服。标本号 1504。

182. 荞麦 *Fagopyrum esculentum* Moench

一年生栽培草本。种子、茎叶入药。种子有健胃、收敛之效，茎、叶治高血压等。主治胃痛、消化不良、腰腿疼痛、贫血、胆结石、口腔溃疡、胃炎、口疮、软组织损伤。本品 15 克，水煎服。标本号 2364。

183. 苦荞麦 *Fagopyrum tataricum*（L.）Gaertn.

一年生草本。根状茎入药。有祛风、除痰功效。外用敷毒疮。主治支气管炎。本品 10 ~ 15 克，水煎服。标本号 2363。

184. 竹节蓼 *Homalocladium platycladum*（F. Muell.）L. H. Bailey

直立秃净灌木。茎叶可药用。有行血祛瘀、消肿止痛之效。治软组织损伤。捣烂外敷。标本号 1386。

185. 萹蓄 *Polygonum aviculare* L.

一年生草本。全草药用。有清热利尿、消炎、止泻、驱虫功效。亦可作农药。治泌尿系统感染。本品 10 ~ 15 克，水煎服。标本号 62。

186. 拳参（拳蓼）*Polygonum bistorta* L.

多年生草本。根茎清热解毒、消肿、止血。用于赤痢热泻、肺热咳嗽、痈肿瘰疬、口舌生疮、血热止衄、痔疮出血、蛇虫咬伤。治支气管炎、淋巴结炎及各种出血。标本号 303。

187. 丛枝蓼 *Polygonum posumbu* Buch.-Ham. ex D. Don

一年生草本。全草入药。消痰、止痢。治腹痛泄泻、痢疾。本品 10 克，水煎服。标本号 631。

188. 翅齿蓼 *Fallopia dentatoalata*（Fr. Schm.）Hdub

一年生草本。全株药用。有清热解毒、除湿通络功效。主治咽喉肿痛、目赤、牙龈肿痛、赤白痢疾、风湿痹痛。本品 6～10 克，水煎服。标本号 2807。

189. 稀花蓼 *Polygonum dissitiflorum* Hemsl

一年生草本。全草入药。治肺炎、腹蛇咬伤。捣烂外敷伤处。标本号 413。

190. 辣蓼（水蓼）*Polygonum hydropiper* L.

一年生草本。全草药用。有祛风利湿、散瘀止痛、解毒消肿、杀虫止痒功效。治风湿性关节炎、软组织损伤。可防治鱼类消化道疾病，或作农药。标本号 294。

191. 愉悦蓼 *Polygohum jucundum* Meisn.

一年生草本。全草有解毒、利尿、消积功效。主治肠炎、痢疾、泄泻。取 6～10 克，水煎服。外敷顽癣。标本号 2808。

192. 酸模叶蓼 *Polygonum lapathifolium* L.

一年生草本。全草药用。清热解毒、利尿止痒。治泌尿系统感染。取 10 克，水煎服。亦可作土农药。标本号 816。

193. 戟叶蓼 *Polygonum thunbergii* Sieb. et Zucc.

一年生草本。全草药用。有止泻、镇痛、祛风之效。治急性肠炎。取 10 克，水煎服。标本号 462。

194. 伏毛蓼（无辣蓼）*Polygonum pubescens* Blume

一年生草本。全草或根、叶药用。功效与水蓼相同。标本号 2190。

195. 大花蓼 *Polygonim macranthum* Meisn.

一年生草本。全草入药。健脾、消食。治消化不良。取 6～10 克水煎服。标本号 2860。

196. 小蓼花（匍茎蓼）*Polygonum muricatum* Meisn.

一年生草本。全草入药。祛风解毒、止痢。治皮肤瘙痒、痢疾、皮炎。取 6～10 克，水煎服。标本号 402。

197. 尼泊尔蓼 *Polygonum nepalense* Meisn.

一年生草本。全草药用。有收敛固肠之效。治久泻。本品 10～15 克，水煎服。标本号 726。

198. 红蓼 *Polygonum orientale* L.

一年生草本。全草药用。有活血消积、止痛、利尿功效。茎叶能祛风利湿、活血、止痛等。治消化不良、水肿。取 10～15 克，水煎服。标本号 427。

199. 杠板归 *Polygonum perfoliatum* L.

一年生草本。全草药用。有清热、解毒、消肿、杀虫之效。治泻痢、痔疮。

取 10 克，水煎服。标本号 162。

200. 春蓼 *Polygonum persicaria* L.

一年生草本。全草药用。有发汗、除湿、消食止泻之效。治消化不良。本品 6 ～ 10 克，水煎服。标本号 2862。

201. 刺蓼（廊茵）*Polygonum senticosum*（Meisn.）Franch. et Sav.

一年生蔓状草本。全草药用。有清热解毒、消肿之效。治蛇咬伤，捣烂敷患处。标本号 1217。

202. 箭叶蓼 *Polygonum sieboldii* Meisn.

一年生草本。全草入药。有消热解毒、止痒功效。治风疹。取 6 ～ 10 克，水煎服。标本号 630。

203. 支柱蓼 *Polygonum suffultum* Maxim.

多年生草本。块状茎药用。有散瘀、消肿、活血、止痛及收敛之效。治软组织损伤，捣烂敷患处。标本号 1168。

204. 香蓼（粘毛蓼）*Polygonum viscosum* Buch. -Ham. ex D. Don

一年生草本。全草可作芳香油原料。标本号 1780。

205. 虎杖 *Reynoutria japonica* Houtt.

多年生草本。根茎入药。有利尿、通经、镇痛、解毒功效。治黄疸型肝炎、胆囊炎。亦可作兽药、农药。标本号 100。

206. 何首乌 *Fallopia multiflora*（Thunb.）Harald.

多年生攀援草本。全草药用。块根为滋补强壮剂。治神经衰弱、血虚头昏、便秘、老年血管硬化、贫血、脱发。茎藤名"夜交藤"，治失眠、周身酸痛。标本号 127。

207. 药用大黄（大黄）*Rheum officinale* Baill.

多年生草本。根或全草入药。根茎为著名中药"大黄"，有泻热通便、破积行瘀之效。治热结便秘。每次 3 克，开水泡服。标本号 2005。

208. 酸模 *Rumex acetosa* L.

多年生草本。根可清热、利尿、凉血、杀虫。治热痢、淋病、小便不通、吐血、恶疮、疥癣、痢疾、泌尿系统感染。每次 10 克，水煎服。标本号 150。

209. 皱叶酸模 *Rumex crispus* L.

多年生草本。分布广泛。根清热凉血、化痰止咳、通便杀虫。治支气管炎、肝炎，每次 15 克，水煎服。还治血小板减少、紫癜。标本号 1168。

210. 齿果酸模 *Rumex dentatus* L.

一年生草本。全草药用。有清热解毒、凉血、止血、杀虫之效。治各种出血、肝炎、胆囊炎。每次 15 克，水煎服。外用治癣。亦可作农药。标本号 2865。

211. 羊蹄 *Rumex japonicus* Houtt.

多年生草本。全草药用。有清热解毒、止血、杀虫、通便之效。外用治疥癣、疮疖等，捣敷患处。标本号 101。

212. 钝叶酸模（金不换）*Rumex obtusifolius* L.

多年生草本，栽培植物。根可清热、行瘀、杀虫、解毒。治咳血、肺痈、腮腺炎、大便秘结、痈疡肿毒、湿疹、疥癣、跌打损伤、烫伤。标本号 1805。

五十七、藜科 Chenopodiaceae

213. 甜菜 *Beta vulgaris* L.

二年生草本。块根有清热解毒、行瘀止血功效。主治淋浊、痈肿、伤折。叶可食用，治麻疹透发不快、热毒下痢、闭经。每次 15 克，水煎服。标本号 2006。

214. 牛皮菜 *Beta vulgaris* L. var. *cicla* L.

二年生草本。全草作蔬菜。有消热解毒、行瘀止血功效。治尿血、便血。每次 50 克，水煎服。标本号 2007。

215. 藜 *Chenopodium album* L.

一年生草本。嫩全草清热、利湿、杀虫。治痢疾、腹泻。取 10 克，水煎服。还治湿疮痒疹、毒虫咬伤。标本号 820。

216. 土荆芥 *Chenopodium ambrosioides* L.

多年生草本。有小毒，全草含挥发油，可祛风、杀虫、通经、止痛。治皮肤风湿痹痛、钩虫病、蛔虫病、经痛、闭经、关节炎、皮肤湿疹、蛇虫咬伤。标本号 1007。

217. 小藜 *Chenopodium serotinum* L.

一年生草本。全草入药。祛湿、解毒。治疮疡、肿毒、疥疮。捣烂外敷。标本号 1297。

218. 地肤（扫帚草）*Kochia scoparia*（L.）Schrad.

一年生草本。全草药用。为利尿剂，能清湿热，为常用药"地肤子"。治尿路感染。本品 6～10 克，水煎服。标本号 631。

219. 菠菜 *Spinacia oleracea* L.

一年生草本。全草入药，滋阴平肝、止渴润肠。主治高血压、头痛、目眩、风火赤眼、糖尿病、便秘。每次 50 克，水煎服。标本号 2009。

五十八、苋科 Amaranthaceae

220. 牛膝 *Achyranthes bidentata* Blume

多年生草本。全草活血散瘀、祛湿利尿、清热解毒。治淋病、尿血、闭经、风湿关节痛、脚气、水肿、痢疾、疟疾、白喉、痈痛、跌打损伤。标本号 57。

221. 柳叶牛膝 *Achyrantnes longifolia*（Makino）Makino

多年生草本。根茎入药，有活血散瘀、祛湿利尿功效。主治肾炎、闭经、腰膝酸痛、跌打损伤等。取 10 克，水煎服。标本号 1084。

222. 喜旱莲子草（水花生）*Alternanthera philoxeroides*（Martius）Griseb.

多年生宿根草本。全草入药。清热解毒、利尿。治病毒性感冒、麻疹、乙型肝炎、流行性出血热和热毒等。取 15 克，水煎服。标本号 826。

223. 繁穗苋 *Amaranthus cruentus* L.

一年生草本。根入药。有滋补强化作用。标本号 1387。

224. 刺苋 *Amaranthus spinosus* L.

一年生草本。全草清热利湿、解毒、消肿。治痢疾、便血、浮肿、白带、胆结石、瘰疬、痔疮、疔疮、喉痛、蛇咬伤。还治肾炎、胆囊炎、白带过多等。取 15 克，水煎服。标本号 316。

225. 苋 *Amaranthus tricolor* L.

一年生草本。全株入药。有解毒功效。种子可治眼疾、结膜炎。取 15 克，水煎服。标本号 2010。

226. 皱果苋 *Amaranthus viridis* L.

一年生草本。全草入药。有清热解毒、利尿、止痛功效。治泌尿系统结石。取 15 克，水煎服。标本号 1273。

227. 雁来红 *Amaranthus tricolor* L.

一年生草本。全株药用。利尿、通便、去寒热。治泌尿系统感染。取 10～15 克，水煎服。标本号 2011。

228. 凹头苋 *Amaranthus lividus* L.

一年生草本。全草入药。种子有明目、利便、去寒热功效；鲜根有清热解毒功效。治热结便秘。取 15 克，水煎服。标本号 1946。

229. 青葙 *Celosia argentea* L.

一年生草本。种子入药。清肝火、明目、杀虫。全草清热、利尿。治肝火上炎，视物不清。每次 10 克，水煎服。标本号 157。

230. 鸡冠花 *Celosia cristata* L.

一年生草本。花序、种子入药。为收敛剂。有止血、凉血、止泻功效。治月经过多。每次 15 克，米酒煎服。标本号 254。

231. 千日红 *Gomphrena globosa* L.

一年生草本。栽培植物。全草清肝、散结、止痛定喘。治头风目痛、气喘咳嗽、痢疾、百日咳、小儿惊风、疮疡。临床治支气管炎、百日咳。每次 10 克，水煎服。标本号 827。

五十九、紫茉莉科 Nyctaginaceae

232. 三角梅（叶子花）*Bougainvillea glabra* Choisy

常绿攀援灌木。花药用。有活血调经、化湿止带功效。主治血瘀闭经、月经不调、赤白带下、月经过多、外伤出血、骨折、软组织损伤等。标本号 2012。

233. 紫茉莉 *Mirabilis jalapa* L.

一年生草本。根能利尿、泻热、活血、散瘀。治淋浊、带下、肺痨吐血、痈疽发背、急性关节炎、软组织损伤。每次 6 ～ 10 克，水煎服。标本号 116。

六十、商陆科 Phytolaccaceae

234. 商陆 *Phytolacca acinosa* Roxb.

多年生草本。根供入药，为传统中药。通二便，消水肿，有毒。鲜品绞汁服，可治精神分裂症。民间有误作人参用者，应制止。标本号 445。

235. 垂序商陆（美洲商陆）*Phytolacca americana* L.

多年生草本。有小毒。根、叶、种子为利尿剂。治慢性肾炎、肋膜炎、心源性水肿、脚气等。治肾炎水肿、肝硬化腹水。每次 6 克，水煎服。外用治无名肿毒、皮肤寄生虫病。标本号 2247。

六十一、番杏科 Aizoaceae

236. 粟米草 *Mollugo stricta* L.

一年生草本。全草清热解毒。治腹痛泄泻、肠炎、皮肤热疹、火眼。每次 6 ～ 10 克，水煎服。标本号 1793。

237. 番杏（法国波菜）*Tetragonia tetragonioides*（Pall.）Kuntze

一年生草本。全草入药。有清热解毒、凉血利尿、祛风消肿止痛功效。治毒蛇咬伤、无名肿毒等。主治肠炎、败血症、胃癌、食管癌、宫颈癌等。每次 10 克，水煎服。标本号 2248。

六十二、马齿苋科 Portulacaceae

238. 大花马齿苋 *Portulaca grandiflora* Hook.

一年生草本。全草清热、解毒。治咽喉肿痛、烫伤、跌打损伤、湿疹。每次 15 克，水煎服。标本号 1658。

239. 马齿苋 *Portulaca oleracea* L.

一年生草本。全草清热解毒、凉血止血、止痢。用于热毒血痢、痈肿疔疮、湿疹、丹毒、蛇虫咬伤、便血、痔血、崩漏下血、便秘、便毒。标本号 184。

240. 土人参 *Talinum paniculatum*（Jacq.）Gaertn.

多年生草本。栽培植物。根药用。民间作强壮滋补药。标本号 572。

六十三、落葵科 Basellaceae

241. 落葵 *Basella alba* L.

一年生草本。全草药用。可清热、凉血。标本号 828。

六十四、石竹科 Caryophyllaceae

242. 蚤缀 *Arenaria serpyllifolia* L.

多年生草本。山地分布。全草清热、明目、解毒。治目赤、咳嗽、齿龈炎。取适量煎服。标本号 1034。

243. 球序卷耳 *Cerastium glomeratum* Thuill.

一年生草本。全草药用。治乳痈、小儿风寒、咳嗽，并有降压作用。每次 15 克，水煎服。标本号 1056。

244. 簇生卷耳 *Cerastium fontanum* Baumg. subsp. *triviale*（Link）Jalas

多年生草本。全草药用。清热解毒。标本号 2244。

245. 狗蔓筋 *Cucubalus baccifer* L.

多年生草本。全草接骨生肌，祛瘀止痛。治骨折、软组织损伤、风湿关节痛。取适量煎服。标本号 861。

246. 石竹 *Dianthus chinensis* L.

多年生草本。全草清热利水，破血通经。治小便不通、淋痛、水肿、闭经、痈肿、目赤障翳、浸淫疮毒。取 10～15 克，水煎服。标本号 304。

247. 长萼石竹 *Dianthus kuschakewiczii* Regel et Schmalh.

多年生草本。全草有清热利尿、活血调经功效。主治尿道涩痛、小便不利、血瘀闭经、急性尿道炎、泌尿系统感染、膀胱炎、血尿、热病、膀胱结石等。

取 15 克，水煎服。标本号 1450。

248. 瞿麦 *Dianthus superbus* L.

多年生草本。全草入药。有清热利尿、散瘀、消肿、凉血、消炎之效。治尿道炎、尿血。取 10 ～ 15 克，水煎服。标本号 373。

249. 剪春罗 *Lychnis coronata* Thunb.

多年生草本。根入药。能止腹泻，有消炎功效。标本号 795。

250. 剪秋罗 *Lychnis fulgens* Fisch.

多年生草本。全草散血、止泻。治软组织损伤、泄泻、暑热腹泻。标本号 661。

251. 女娄菜 *Silene aprica* Turcz. ex Fisch. et Mey.

多年生草本。全草入药。活血调经、健脾行水。治月经不调、小儿疳积、虚浮、下乳、利尿。取 6 ～ 10 克，水煎服。标本号 666。

252. 粗壮女娄菜 *Silene firma* S. et Z.

一或二年生草本。全草药用。有活血调经、散积健脾、解毒功效。主治月经不调、小儿疳积、痈肿。标本号 2809。

253. 鹅肠菜 *Myosoton aquaticum*（L.）Moench

二年生草本。全草药用。清热解毒、活血祛瘀、祛风。治软组织损伤，捣烂外敷。标本号 380。

254. 白鼓钉 *Polycarpaea corymbosa*（L.）Lam.

一年生或多年生草本。全草清热解毒、利小便。治痢疾、尿道炎、肠炎、淋病、小便涩痛、痈疽肿毒。标本号 217。

255. 孩儿参（太子参）*Pseudostellaria heterophylla*（Miq.）Pax

多年生草本。块根补肺，健脾。治肺虚咳嗽、心悸自汗、精神疲乏。补元气。标本号 1225。

256. 漆姑草 *Sagina japonica*（SW.）Ohwi

一年生草本。全草入药。有散结消肿、解毒止痒功效。主治白血病、漆疮、痈肿、淋巴结核、龋齿痛等。每次 10 克，水煎服。标本号 1639。

257. 高雪轮 *Silene armeria* L.

一年生草本。全草有清热解毒、利水、破血通经功效。治闭经。每次 10 克，水煎服。标本号 587。

258. 麦瓶草 *Silene conoidea* L.

一年生草本。全草有养阴止血、调经和血功效。主治虚劳咳嗽、咳血、衄血、月经不调等。每次 10 克，水煎服。标本号 833。

259. 蝇子草 *Silene gallica* L.

一年生草本。全草药用。利湿、解毒、消肿。治蝮蛇咬伤。捣烂外敷。标本号 189。

260. 雀舌草 *Stellaria uliginosa* Murr.

二年生草本。全草治伤风感冒、痢疾、软组织损伤。每次 10 克，煎服。标本号 1423。

261. 中国繁缕 *Stellaria chinensis* Regel

多年生草本。全草入药。有清热解毒、活血止痛功效。主治乳痈、肠痈、疖肿、跌打损伤、产后瘀痛、风湿骨痛、牙痛、风湿性关节炎等。适量水煎服。标本号 2867。

262. 多花繁缕 *Stellaria florida*（*nipponica*）Ohwi

多年生草本。全草入药。有清热解毒、消痈散结、利水消肿功效。主治咽喉肿痛、肺热喘咳、热淋涩痛、湿热黄疸、毒蛇咬伤、疮肿热痈等。每次 10 克，水煎服。标本号 2810。

263. 湿地繁缕 *Stellaria uda* Williams

多年生草本。全草有清热解毒、化痰、止痛、催乳功效。主治支气管炎。每次 10 克，水煎服。标本号 1749。

264. 繁缕 *Stellaria media*（L.）Cyr.

二年生草本。全草有通经活络、消炎抗菌之效。治痛风。每次 15 克，水煎服。标本号 327。

265. 箐姑草（石生繁缕）*Stellaria vestita* Kurz

多年生草本。县北分布。全草入药。能舒筋活血。标本号 1860。

266. 麦蓝菜（王不留行）*Vaccaria segetalis*（Neck.）Garcke

一年生草本。种子活血通经、下乳消肿、利尿通淋。用于闭经、痛经、乳汁不下、乳痈肿痛、淋证涩痛。治乳痈、尿路感染、结石。每次 10 ～ 15 克，水煎服。标本号 1856。

六十五、睡莲科 Nymphaeaceae

267. 芡实（鸡头包）*Euryale ferox* Salisb.

一年生水生草质草本。种子益肾固精、补脾止泻、除湿止带。用于遗精滑精、遗尿尿频、脾虚久泻、白浊带下。每次 10 ～ 15 克，水煎服。标本号 836。

268. 莲 *Nelumbo nucifera* Gaertn.

多年生水生草本。种子补脾止泻、止带，益肾固精，养心安神。用于脾虚泄泻、带下、遗精、心悸失眠。标本号 834。

269. 睡莲 *Nymphaea tetragona* Georgi

多年生水生草本。根状茎药用。治小儿慢惊风。标本号 82。

270. 莼菜 *Brasenia schreberi* J. F. Gmel.

多年生沉水草本。全草入药。有清热解毒、利水消肿、止呕等功效。主治高血压、泻痢、胃痛、呕吐、反胃、痈疽、热疖。嫩叶为珍贵蔬菜，治胃炎、胆囊炎。取 15 ～ 20 克，水煎服。

六十六、金鱼藻科 Ceratophyllaceae

271. 金鱼藻 *Ceratophyllum demersum* L.

多年生水生草本。全草药用。可治吐血，沉水有清洁污水作用。还可治胃出血。取 15 克，水煎服。标本号 58。

六十七、连香树科 Cercidiphyllaceae

272. 连香树 *Cercidiphyllum japonicum* Sieb. et Zucc.

落叶乔木。有熄风止痉功效。治小儿高热抽搐。主治惊风抽搐、肢冷。叶中含麦草醇，常用作香料增强剂。取 6 ～ 10 克煎服。标本号 1126。

六十八、毛茛科 Ranunculaceae

273. 大麻叶乌头 *Aconitum cannabifolium* Franch. ex Finet et Gagnep.

多年生草本。根有毒。可治五劳七伤。标本号 635。

274. 乌头 *Aconitum carmichaelii* Debx.

多年生草本。母根祛风除湿，温经止痛。用于风寒湿痹、关节疼痛、心腹冷痛、寒疝痈痛及麻醉止痛。取 3 克，生姜汁煎。标本号 121。

275. 赣皖乌头 *Aconitum finetianum* Hand. -Mazz.

多年生草本。块茎有祛寒、散寒、止痛功效。治风湿疼痛。取 3 克煎服。标本号 1393。

276. 瓜叶乌头 *Aconitum hemsleyanum* Pritz.

多年生缠绕藤本。块根民间药用。治跌打损伤、关节疼痛，捣烂外敷。亦可作农药。标本号 760。

277. 川鄂乌头 *Aconitum henryi* Pritz.

多年生草本。块根入药。有祛风除湿、活血行瘀功效。主治跌打损伤，捣烂外敷。还可治风湿痛等。标本号 1120。

278. 花葶乌头 *Aconilum scaposum* Franch.

多年生草本。块根茎入药。泡酒服用，治劳伤。外用治刀伤。标本号 586。

279. 银莲花（鹅掌草）*Anemone cathayensis* Kitag.

多年生草本。根茎入药。祛风除湿、舒筋骨、消肿止痛。治风湿疼痛、跌打损伤、关节炎。标本号 1065。

280. 秋牡丹 *Anemone hupehensis* Lem. var. *japonica*（Thunb.）Bowles et Stearn

多年生草本。根茎入药。治热病、瘰疬、淋巴结炎。取 5～10 克，水煎服。全草可杀虫，作农药。标本号 445。

281. 大火草 *Anemone tomentosa*（Maxim.）Pei

多年生草本。全株可作农药。根状茎入药。治劳伤咳喘、痢疾等。取 5～10 克，水煎服。也可作小儿驱虫药。标本号 748。

282. 无距耧斗菜 *Aquilegia ecalcarata* Maxim

多年生草本。全草有清热解毒、生肌拔毒功效。主治感冒头痛、烂疮、黄水疮久不收口、溃疡等。取 5～10 克，水煎服。标本号 17。

283. 华北耧斗菜 *Aquilegia yabeana* kitag.

多年生草本。全草入药。用于月经不调，产后瘀血过多，痛经，瘰疬，疮疖，泄泻，蛇咬伤。根含糖，可制饴糖或酿酒。主治月经不调、恶露不尽、疮疖。取适量煎服，或外敷。标本号 2870。

284. 升麻（金龟草）*Cimicifuga foetida* L.

多年生草本。根茎发表透疹、清热解毒、外举肠气。用于风热头痛、齿痛、口疮、咽喉肿痛、麻疹不透、阳毒发斑、脱肛、子宫脱垂。取 5～10 克，水煎服。标本号 291。

285. 小升麻 *Cimicifuga acerina*（Sieb. et Zucc.）Tanaka

多年生草本。用途同金龟草。标本号 2235。

286. 类叶升麻 *Actaea asiatica* Hara

多年生草本。民间块根供药用，茎叶可作土农药。标本号 2246。

287. 女萎 *Clematis apiifolia* DC.

多年生草质藤本。茎可治泻痢脱肛、水肿、风湿痛、惊痫寒热、孕妇浮肿、筋骨寒痛。取适量煎服。标本号 1215。

288. 毛果铁线莲（大木通）*Clematis peterae* Hand.-Mazz. var. *trichocarpa* W. T. Wang

木质藤本。茎入药。利小便。煎水治气痛及周身麻木、气滞身痛。取 5～10 克，水煎服。标本号 907。

289. 小木通 *Clematis armandii* Franch.

常绿木质藤本。茎入药。有消热利尿、消肿、通经下乳功效。主治小便不利、尿路感染、闭经、乳汁不通、风湿、胃痛、淋证热痛、下焦湿热所致的水肿、小儿麻痹后遗症。外用治腰腿痛及外伤后腐肉。还治小便过多、滑精遗尿、气弱津伤、前列腺炎、腰腿痛、肠胃溃疡等。孕妇禁服。标本号 907。

290. 威灵仙 *Clematis chinensis* Osbeck

多年生木质藤本。根茎祛风湿，通经络。用于风湿痹痛、肢体麻木、筋脉拘挛、屈伸不利。治风湿性关节炎。取 5 ~ 10 克，酒水煎服。标本号 26。

291. 大花威灵仙 *Clematis courtoisii* Hand.-Mazz.

落叶藤本。全草入药。可治蛇咬伤，捣烂外敷，根能解毒、利尿等。标本号 495。

292. 山木通 *Clematis finetiana* Levl. et Vaniot

落叶藤本。茎入药。有通窍利尿作用，叶可治关节疼痛。治前列腺炎。取 10 ~ 15 克，水煎服。标本号 273。

293. 铁线莲 *Clematis florida* Thunb.

多年生藤本。根入药。利尿、通经、解毒、祛瘀。治前列腺炎。取 15 克，水煎服。标本号 2872。

294. 扬子铁线莲 *Clematis ganpiniana*（Lévl. et Vant.）Tamura

多年生草质藤。藤茎入药。活血散瘀，通筋活络。治小便淋痛、前列腺炎、尿道炎、跌打损伤。标本号 623。

295. 大叶铁线莲 *Clematis heracleifolia* DC.

草质藤本。根、茎、全株入药。治肠炎痢疾、泄泻、风湿、关节痛。标本号 1205。

296. 绣球藤 *Clematis montana* Buch.-Ham. ex DC.

落叶藤本。茎藤可作发表药。有利尿、消肿之效。治肾炎。取 6 ~ 10 克，水煎服。标本号 1829。

297. 毛蕊铁线莲 *Clematis lasiandra* Maxim.

草质藤本。根状茎入药。治风湿痹痛，通经活络，消骨鲠。取 10 ~ 15 克，水煎服。标本号 562。

298. 圆锥铁线莲 *Clematis terniflora* DC.

落叶藤本。根入药。有凉血、降火、解毒之效。治急性角膜炎。取 10 ~ 15 克，水煎服。标本号 1788。

299. 柱果铁线莲 *Clematis uncinata* Champ.

落叶藤本。根藤药用。有解毒、利尿作用。治肾炎。取 10 克，水煎服。标本号 2875。

300. 黄连 *Coptis chinensis* Franch.

多年生草本。引栽植物。根茎清热燥湿、泻火解毒。用于黄疸、高热神昏、泄泻、痢疾、心悸不宁、热血吐衄、目赤、牙痛、消渴、痈肿疔疮、耳道流脓等。标本号9。

301. 纵肋人字果 *Dichocarpum fargesii*（Franch.）W. T. Wang et Hsiao

多年生草本。全草健脾益胃、清热明目。主治消化不良。取10～15克，水煎服。标本号1238。

302. 獐耳细辛 *Hepatica nobilis* Gars var. *asiatica*（Nakai）Hara

多年生草本。根状茎入药。治劳伤、筋骨痛。标本号202。

303. 芍药（赤芍）*Paeonia lactiflora* Pall.

多年生草本。干根清热凉血、散瘀止痛。用于湿毒发斑，吐血衄血、目赤肿痛、肝郁胁痛、闭经痛经、月经不调、跌打损伤、痈肿疮疡。标本号67。

304. 草芍药 *Paeonia obovata* Maxim.

多年生草本。块根入药。凉血止血、散瘀消肿。治痛经闭经、热血吐血、疮疡肿痛、跌打损伤。标本号589。

305. 牡丹 *Paeonia suffruticosa* Andr.

落叶灌木。根皮清热凉血、活血化瘀。用于热入营血、湿毒发斑、吐血衄血、夜热早凉、无汗骨蒸、闭经痛经、跌打伤痛、痈肿疮毒。治血热神昏、斑疹。取10～15克，水煎服。标本号660。

306. 白头翁 *Pulsatilla chinensis*（Bunge）Regel

多年生草本。根能清热解毒、凉血止痢。用于清热泻痢、阴痒带下。治痢疾、阴道炎。取10～15克，水煎服。标本号133。

307. 禺毛茛 *Ranunculus cantoniensis* DC.

多年生草本。全草入药。全草含原白头翁素，有解毒、消炎作用。治尿道炎。取10～15克，水煎服。又可作土农药。标本号187。

308. 毛茛 *Ranunculus japonicus* Thunb.

多年生草本。全草有毒。治疟疾、黄疸、偏头痛、胃病、风湿关节炎痛、神经性头痛、鹤膝、痈肿、恶疮、疥癣、牙痛、火眼等。标本号346。

309. 石龙芮 *Ranunculus sceleratus* L.

一年生草本。全草有毒。治痈疮、肿毒、瘰疬结核、下肢溃疡、疮疖、淋巴结炎。取10～15克，水煎服。标本号843。

310. 扬子毛茛 *Ranunculus sieboldii* Miq.

多年生草本。全草药用。捣碎外敷，发泡截疟，治疮毒、浮肿。标本号461。

311. 猫爪草 *Ranuculus ternatus* Thunb.

一年生草本。市郊分布。根及全草入药。内服或外敷，能清热解毒、散结消瘀，主治淋巴结核、乳腺增生。标本号 727。

312. 天葵（千年老鼠屎）*Semiaquilegia adoxoides*（DC.）Makino

多年生草本。块根清热解毒，消肿散结。用于痈肿疔疮、乳痈、瘰疬、肿痛、淋巴结炎、蛇虫咬伤。标本号 29。

313. 粗壮唐松草 *Thalictrum robustum* Maxim.

多年生草本。全草入药。祛风除湿、止痢。治肠炎、痢疾、肾炎。取 10～15 克，水煎服。标本号 2194。

314. 尖叶唐松草 *Thalictrum acutifolium*（Hand.-Mazz.）Boivin

多年生草本。全草入药。清热解毒，祛风除湿，消食。治小儿消化不良、全身黄肿、风湿疼痛。取 10～15 克，水煎服。标本号 1323。

315. 唐松草 *Thalictrum aquilegifolium* Linn. var. *sibiricum* Regel et Tiling

多年生草本。根及全草药用。标本号 435。

316. 大叶唐松草 *Thalictrum faberi* Ulbr.

多年生草本。高山分布。根及根茎治下痢腹痛。根一两，水煎，与白糖冲服，早晚各一次。标本号 526。

317. 西南唐松草 *Thalictrum fargesii* Franch. ex Finet et Gagn.

多年生草本。全草入药。消炎止痛。治牙痛、皮炎、湿疹。取 10～15 克，水煎服。标本号 2876。

318. 华东唐松草 *Thalictrum fortunei* S. Moore

多年生草本。全草药用。消肿、解毒、明目、止咳。治肺炎。取 6～10 克，水煎服。标本号 691。

319. 东亚唐松草 *Thalictrum minus* L. var. *hypoleucum*（Sieb. et Zucc.）Miq.

多年生草本。根药用。有清热解毒功效。标本号 842。

320. 长柄唐松草 *Thalictrum przewalskii* Maxim.

多年生草本。根入药。煎水服，可散表寒。标本号 1173。

六十九、木通科 Lardizabalaceae

321. 木通 *Akebia quinata*（Houtt.）Decne.

木质藤本。藤茎利尿通淋、清心除烦、通经下乳。用于淋证、水肿、心烦尿赤、口舌生疮、闭经乳少、湿热痹痛、风湿性关节炎。标本号 21。

322. 三叶木通 *Akebia trifoliata*（Thunb.）Koidz.

缠绕藤本。木质茎泻火利水，通利血脉。治小便赤涩、淋浊、水肿、身痛。还治妇女闭经、乳汁不通、尿道炎、肾炎。本品适量水煎服。标本号 854。

323. 白木通 *Akebia trifoliata*（Thunb.）koidz. subsp. *australis*（Diels）T. Shimizu

落叶藤本。全草疏肝理气、活血止痛、除烦利尿。治肝胃气痛、烦渴、赤白痢疾、腰痛、胁痛、疝气、经痛、子宫下垂等。又治尿路感染。取 10 ～ 15 克，水煎服。标本号 775。

324. 猫儿屎 *Decaisnea insignis*（Griff.）Hook. f. et Thoms.

落叶灌木。果实入药。清热解毒、除湿止痒。治肛门湿痒、阴痒、疝气、痢疾、腰痛、湿疹。标本号 96。

325. 鹰爪枫 *Holboellia coriacea* Diels

常绿藤本。根及茎皮入药。浸酒喝，治关节炎。标本号 2195。

326. 钝药野木瓜 *Stauntonia leucantha* Diels ex Y. C. Wu

常绿藤本。根入药。舒筋活络，解热利尿。标本号 910。

七十、大血藤科 Sargentodoxaceae

327. 大血藤 *Sargentodoxa cuneata*（Oliv.）Rehd. et Wils.

落叶藤本。茎能败毒消痈，活血通络，祛风杀虫。治急性阑尾炎、胆道蛔虫、风湿性关节炎、灼伤、肠痈。取 10 ～ 15 克，水煎服。标本号 340。

七十一、小檗科 Berberidaceae

328. 安徽小檗 *Berberis anhweiensis* Ahrendt

落叶灌木。分布天堂寨。供观赏，根药用。有清热燥湿、利尿杀虫功效。主治黄疸、目疾、热痢下血、淋浊带下、疮疡热毒、毒蛇咬伤、小儿疳积等。标本号 108。

329. 庐山小檗 *Berberis virgetorum* Schneid.

落叶灌木。茎、根清热解毒。治肝炎、胆囊炎、肠炎、菌痢、咽喉炎、结膜炎、尿道炎、疮疡肿毒。取 15 克，水煎服。标本号 238。

330. 日本小檗 *Berberis thunbergii* DC.

落叶灌木。麻栗坪引栽。枝叶煎水，治结膜炎。根皮可作健胃剂。取 10 克，水煎服。标本号 1817。

331. 红毛七 *Caulophyllum robustum* Maxim.

多年生草本。根及根茎入药。祛风除湿、活血止痛。治风湿性关节炎、跌打损伤、胃痛。标本号 301。

332. 六角莲 *Dysosma pleiantha*（Hance）Woods.

多年生草本。根茎入药。有消肿、解毒、散瘀止痛之效。主治痈疖肿毒、毒蛇咬伤及跌打损伤，外敷。也可作农药。全株有毒，内服要谨慎。标本号 657。

333. 八角莲 *Dysosma versipellis*（Hance）M. Cheng ex Ying

多年生草本。高山零星分布。清热解毒、化痰散结、祛瘀消肿。治痈肿、疔疮、喉蛾、跌打损伤、淋巴结炎、疮肿、蛇咬伤。取 10 克，水煎服。标本号 32。

334. 淫羊藿 *Epimedium brevicornu* Maxim.

多年生草本。地上部分补肾阳、强筋骨、祛风湿。用于肾阳虚弱、阳痿遗精、筋骨痿软、风湿痹痛、麻木拘挛。取 10 ～ 15 克，水煎服。标本号 107。

335. 阔叶十大功劳 *Mahonia bealei*（Fort.）Carr.

冬青灌木。引栽植物。茎叶清热燥湿、泻火解毒。用于湿热泻痢、黄疸尿赤、目赤肿痛、胃火牙痛、疮疖痈肿。标本号 1998。

336. 十大功劳（细叶十大功劳）*Mahonia fortunei*（Lindl.）Fedde

常绿灌木。栽培植物。茎、叶清热化痰。用于骨蒸潮热、头晕耳鸣、腰酸体软、心烦、目赤、补虚退虚热。取 10 克，水煎服。标本号 1537。

337. 南天竹 *Nandina domestica* Thunb.

常绿灌木。果实敛肺、止咳、清肝、明目。治视物不清、咳嗽喘息、百日咳、疟疾、下疳溃烂。标本号 270。

七十二、防己科 Menispermaceae

338. 木防己 *Cocculus orbiculatus*（L.）DC.

落叶藤本。全株有祛风、解毒、止痛功效，可作兽药。治牛马神经痛、关节炎及高热等。适量水煎服。标本号 120。

339. 蝙蝠葛 *Menispermum dauricum* DC.

落叶藤本。根供药用。可清热解毒、消肿止痛、通便秘。治咽喉肿痛、蛇咬伤及风湿性关节炎、痛风。标本号 422。

340. 汉防己 *Sinomenium acutum*（Thunb.）Rehd. et Wils.

木质大藤本。根茎入药。可为利尿剂。治风湿症、脚气、痛风。嫩叶可食。标本号 698。

341. 毛汉防己 *Sinomenium acutum*（Thunb.）Rehd. et Wils. var. *cinerum*（Diels）Rehd.

落叶藤本。根茎入药。可为利尿剂。治风湿症、痛风、脚气。嫩叶可食。标本号 1520。

342. 金线吊乌龟（白药）*Stephania cepharantha* Hayata

落叶藤本。块根入药。祛风清热、消肿、解毒。治痛风，外敷治毒蛇咬伤及无名肿毒。标本号 363。

343. 铜锣七 *Stepania herbacea* Gagnep.

落叶藤本。块根药用。治劳伤，叶敷疮毒。块根可作兽药（牛）。标本号 1666。

344. 千斤藤 *Stephania japonica*（Thunb.）Miers

落叶藤本。根茎入药。可清热解毒、利湿、消肿、收敛、止血。治咽喉肿痛、毒蛇咬伤及肾炎、风湿性关节炎。取 10 克，水煎服。标本号 2812。

345. 秤钩风 *Diploclisia affinis*（Oliv.）Diels

木质藤本。山区分布。老茎可治牛小便不通，茎叶入药。清热解毒，祛风去湿，治蛇咬伤、风湿性关节炎。取 15 克，水煎服。标本号 1766。

七十三、木兰科 Magnoliaceae

346. 鹅掌楸 *Liriodendron chinense*（Hemsl.）Sargent.

落叶乔木。根茎及根皮入药。祛风除湿。治风湿关节痛、肌肉萎缩、风寒咳嗽。取 10 克，水煎服。标本号 267。

347. 华中木兰 *Magnolia biondii* Pamp.

落叶乔木。花蕾入药。有散风寒、通肺窍、收敛、降压、镇痛、杀菌功效。主治头痛、感冒、鼻炎、支气管炎，有特殊疗效。取 10 克，水煎服。标本号 1640。

348. 黄山木兰 *Magnolia cylindrica* Wils.

落叶乔木。花蕾入药。润肺止咳、利尿。标本号 1399。

349. 二乔木兰 *Magnolia soulangeana* Soul. -Bod.

落叶乔木。花蕾可代辛夷（白玉兰）入药。标本号 1981。

350. 荷花玉兰（广玉兰）*Magnolia grandiflora* L.

常绿乔木。花蕾入药。有祛风散寒、行气止痛功效。主治外感风寒、感冒头痛、急性胃肠炎、头痛鼻塞、脘腹胀痛、呕吐腹泻、高血压、偏头痛等。标本号 614。

351. 紫玉兰 *Magnolia liliflora* Desr.

落叶灌木。花蕾入药。主治头痛、腰痛、鼻炎等。树皮含有辛夷箭毒，有麻痹运动神经末梢的作用。标本号 1341。

352. 厚朴 *Magnolia officinalis* Rehd. et Wils.

落叶乔木。根皮、树皮、花、果皆入药。湿中、下气、散满、破积、镇痛。治胃炎、胆囊炎。取 10 ～ 15 克，水煎服。标本号 209。

353. 凹叶厚朴 *Magnolia officinalis* subsp. *biloba*（Rehd. et Wils.）Law

落叶乔木。功效同厚朴，根皮、树皮、花、种子及芽皆可入药。标本号 757。

354. 天目木兰 *Magnolia amoena* Cheng

落叶乔木。有清热利尿、解毒消肿、润肺止咳功效。主治酒疸、重舌、痈肿毒疮、肺燥咳嗽、肾炎、支气管炎、痰中带血等。取 10 克，水煎服。标本号 2199。

355. 罗田玉兰 *Magnolia pilocarpa* Z. Z. Zhao et Z. W. Xie sp. nov.

落叶乔木。花可代"辛夷（白玉兰）"入药。标本号 2。

356. 天女花 *Magnolia sieboldii* K. Koch

落叶小乔木。花朵和树枝提取的厚朴醇有美白功效。标本 1400 号。

357. 白玉兰 *Magnolia （heptapeta） denudata*

落叶乔木。花蕾（称辛夷）入药。有祛风散寒、通窍、宣肺通鼻功效。主治头痛、血瘀型痛经、鼻塞、急慢性鼻炎。现代药理学研究表明，玉兰花对常见皮肤真菌有抑制作用。治感冒、经痛。取 10 ～ 15 克，水煎服。标本号 2252。

358. 武当木兰 *Magnolia sprengeri* Pampan.

落叶乔木。花蕾入药。功效同厚朴，用于风寒头痛、鼻塞、鼻渊浊涕等。治感冒、鼻炎。取 10 克，水煎服。标本号 2881。

359. 含笑 *Michelia figo* （Lour.） Spreng.

常绿灌木。茎叶含有利尿成分，能促体内毒素排出，提高新陈代谢。有凉血解毒、护肤、养颜、安神解郁功效。标本号 1927。

360. 白兰花 *Michelia alba* DC.

常绿灌木。花蕾入药。有温肺止咳、化浊功效。主治慢性支气管炎、前列腺炎、白浊、妇女白带。取 10 克，水煎服。提取物能亮白肤色，改善肌肤黯黄、肤色不匀等。标本号 2204。

361. 红茴香（土八角） *Illicium henryi* Diels

常绿小乔灌木。果实入药。干燥果实镇呕、行气止痛。治胃寒呕吐、膀胱疝气及胸前肿痛、胃痛。取 10 克，水煎服。标本号 228。

362. 红毒茴（莽草） *Illicium lanceolatum* A. C. Smith

常绿小乔灌本。根皮、果、种子均有毒，不可食用，勿作"八角"代用品。标本号 1414。

363. 八角（八角茴香） *Illicium verum* Hook. f.

常绿小乔本。果、叶、种子入药。温阳、散寒、理气。治中寒呕逆、寒疝腹痛、胃寒痛、肾虚腰痛、干湿脚气。标本号 1384。

364. 南五味子 *Kadsura longipedunculata* Finet et Gagnep.

常绿藤本。种子收敛固涩、益气生津、补肾宁心。用于久咳虚喘，梦遗滑精、久泻不止、自汗盗汗、津伤口渴、内热消渴、心悸失眠。标本号 529。

365. 二色五味子 *Schisandra bicolor* Cheng

落叶藤本。根皮及果入药。增强视力、听觉能力，增强肺功能，增强免疫力，康复疾病等。标本号 1102。

366. 五味子 *Schisandra chinensis*（Turcz.）Baill.

蔓状木本。种子敛肺、滋肾、生津、收汗、涩精。治肺虚喘咳、口干作渴、神经衰弱等。标本号 738。

367. 华中五味子 *Schisandra sphenanthera* Rehd. et Wils.

落叶木质藤本。种子入药。有收敛固涩，益气生津，宁心安神功效。治心慌、失眠多梦、自汗盗汗。取 3～6 克，开水泡服。标本号 1579。

七十四、蜡梅科 Calycanthaceae

368. 蜡梅 *Chimonanthus praecox*（Linn.）Link

落叶灌木。花蕾解暑生津。治热病烦渴、胸闷、咳嗽、烫火伤。取 3～6 克，开水泡服。标本号 625。

七十五、樟科 Lauraceae

369. 豹皮樟 *Litsea coreana* Levl. var. *sinensis*（Allen）Yang et P. H. Huang

常绿乔木。根入药。治胃冷作痛、血痢、关节痛、水肿。取 6～10 克，水煎服。标本号 525。

370. 樟 *Cinnamomum camphora*（L.）Presl

常绿乔木。根可温中散寒、消食化滞。治胃肠炎、胃寒腹痛、消化不良、痢疾、百日咳。取 6～10 克，水煎服。标本号 501。

371. 浙樟 *Cinnamomum chekiangensis*

常绿乔木。树皮、根入药。有祛寒镇痛、行气健胃功效。主治腹痛、风湿痛、创伤出血、胃寒气痛等。取 6～10 克，水煎服。标本号 1427。

372. 川桂 *Cinnamomum wilsonii* Gamble

常绿乔木。树皮入药。有温经散寒、祛风活血、止痛功效。主治感受风寒、胃腹冷痛、痛经、风湿关节疼痛。取 5～10 克，水煎服。外用治跌打损伤、骨折等。标本号 241。

373. 天竺桂 *Cinnamomum japonicum* Sieb.

常绿乔木。树皮入药。舒缓脾胃，散风寒，通血脉。治腹冷胸满、呕吐噎膈、风湿痹痛、胃炎。取 5～10 克，水煎服。标本号 2271。

374. 细叶香桂 *Cinnamomum chingii*

常绿乔木。树皮、果实、枝叶入药。有温胃散寒、宽中下气功效。主治胃寒气痛、胸腹胀痛、寒结肿毒、寒性肿块。取 6 克，水煎服。标本号 2205。

375. 乌药 *Lindera aggregata*（Sims）Kosterm

常绿灌木。根入药。芳香性健胃药，又可治充血性头痛。果、根、叶提芳香油，用于制香精。治胃痛。取 5 ～ 10 克，水煎服。标本号 863。

376. 红果钓樟 *Lindera erythrocarpa* Makino

落叶灌木。枝果入药。清热解毒。治疮疖肿痛、外伤青肿。取 6 ～ 10 克，水煎服。标本号 633。

377. 山胡椒（牛筋树）*Lindera glauca*（Sieb. et Zucc.）Bl

落叶灌木。根、枝、叶均可入药。治中风不语、心腹冷痛。取 6 ～ 10 克，水煎服。标本号 170。

378. 黑壳楠 *Lindera megaphylla* Hemsl.

常绿乔木。根、枝、叶入药。果皮、叶祛风除湿、消肿止痛。主治风湿、咽喉痛。标本号 589。

379. 绿叶干姜 *Lindera fruticosa* Hemsl.

落叶小乔木。根、枝、叶、果入药。行气散寒，温中止痛。治胸腹胀满、胃寒腹痛。取 6 ～ 10 克，水煎服。标本号 292。

380. 三桠乌药 *Lindera obtusiloba* Bl. Mus. Bot.

落叶灌木。树皮活血舒筋、散瘀消肿。治跌打损伤、瘀血肿痛。取 6 ～ 10 克，水煎服。叶治疮毒，外敷。标本号 49。

381. 山橿 *Lindera reflexa* Hemsl.

落叶灌木。根皮可入药。止血、消肿、行气止痛。治疥癣、风疹、胃痛。取 6 ～ 10 克，水煎服。标本号 678。

382. 天目木姜子 *Litsea auriculata* Chien et Cheng

落叶乔木。根皮、果实治绦虫病（寸白虫），叶治伤筋。标本号 1281。

383. 豹皮樟 *Litsea coreana* Lévl. var. *sinensis*（Allen）Yang et P. H. Huang

常绿乔木。有祛湿消肿、行气止痛功效。主治气滞、胃脘痛、水肿、胃炎。取 6 ～ 10 克，水煎服。标本号 2412。

384. 山鸡椒 *Litsea cubeba*（Lour.）Pers.

落叶小乔木。种子和根入药。祛风除湿、理气止痛。治胃寒痛、疝气、风湿痹痛、牙痛。标本号 1882。

385. 毛山鸡椒 *Litsea cubeba*（Lour.）Pers. var. *formosana*（Nakai）Yang et. P. H. Huang

落叶小乔木。药用与山鸡椒同效。标本号 203。

386. 薄叶润楠 *Machilus leptophylla* Hand. -Mazz.

常绿乔木。根入药。有解毒消肿功效。主治掌心生疮。标本号 1046。

387. 紫楠 *Phoebe sheareri*（Hemsl.）Gamble

常绿乔木。叶温中理气，用于脚气浮肿、腹胀。根祛瘀消肿，用于跌打损伤、痛风。标本号 1300。

388. 楠木 *Phoebe zhennan* S. Lee et F. N. Wei

常绿乔木。有散寒化浊、利水消肿功效。主治吐泻转筋、水肿、急性胃肠炎。标本号 2884。

七十六、罂粟科 Papaveraceae

389. 伏生紫堇（夏天无）*Corydalis decumbens*（Thunb.）Pers.

多年生草本。块茎入药。祛风湿，降血压。标本号 857。

390. 紫堇（地丁草）*Corydalis edulis* Maxim.

多年生草本。全草清热解毒、散结消肿。用于时疫感冒、咽喉肿痛、疔疮肿痛、痈疽发背、疖腮丹毒、痈肿疮疖。取 6～10 克，水煎服。标本号 2886。

391. 刻叶紫堇 *Corydalis incisa*（Thunb.）Pers.

多年生草本。全草入药。能杀虫，有毒，不宜内服。标本号 856。

392. 蛇果黄堇 *Corydalis ophiocarpa* Hook. f. et Thoms.

多年生草本。全草入药。消热，利肺，止咳。治肺痨、咳嗽、发热、急性支气管炎。取 5～10 克，水煎服。标本号 325。

393. 黄堇 *Corydalis pallida*（Thunb.）Pers.

多年生草本。全草有毒。除虫解毒，清热利尿。治疥癣、疮毒肿痛、目赤、流火、暑热泻痢、肺病咳血、小儿惊风、痢疾、小儿抽搐。标本号 1887。

394. 小花黄堇 *Corydalis racemosa*（Thunb.）Pers.

一年生草本。有毒。全草杀虫、解毒、消热、利尿。治疥癣、疮毒、肿痛、目赤、流火、暑热泻痢、肺病咳血、小儿惊风、肾炎、疮疖。标本号 253。

395. 尖距黄堇 *Corydalis shearer*

多年生草本，全草入药。可治瘀血，根的疗效为最好。标本号 1020。

396. 延胡索 *Corydalis yanhusuo* W. T. Wang ex Z. Y. Su et C. Y. Wu

多年生草本。块茎入药。有镇痛散瘀、活血理气等功效。主治气滞血瘀疼痛。取 10～20 克，水煎服。标本号 858。

397. 荷包牡丹 *Dicentra spectabilis*（L.）Lem.

多年生草本。根茎可药用。标本号 1187。

398. 血水草 *Eomecon chionantha* Hance

多年生草本。全草入药。清热解毒、散瘀消肿。主治目赤肿痛、咽喉疼痛、口腔溃疡、婴儿胎毒、湿疹、疮疖、无名肿毒、毒蛇咬伤、癣疮、跌打损伤、腰痛、劳伤咳血、结膜炎、尿路感染、产后小腹痛、全身瘙痒、骨折、淋证等。标本号 2888。

399. 荷青花 *Hylomecon japonica*（Thunb.）Prantl

多年生草本。根状茎药用。有散瘀消肿、止血止痛、补血等功效。治风湿性关节炎、月经不调。标本号 1227。

400. 博落回（号筒管）*Macleaya cordata*（Willd.）R. Br.

多年生草本。根供药用。有镇痛、解毒、消肿功效。全草含黄色汁液，有大毒，不能内服，可作除虫剂。标本号 298。

401. 虞美人 *Papaver rhoeas* L.

一年生草本。全草有止咳止痛、止泻、催眠功效。种子可抗癌化瘤，延年益寿。标本号 592。

402. 罂粟 *Papaver somniferum* L.

一年生草本。乳汁药用，有镇痛、镇静作用。有毒。取 1 ～ 3 克，水煎服，或以烟吸入。标本号 933。

403. 金罂粟（人血草）*Stylophorum lasiocarpum*（Oliv.）Fedde

多年生草本。全草药用。活血调经、行气散瘀、止血止痛。主治跌打损伤、外伤出血、月经不调等。有毒。标本号 2889。

七十七、山柑科 Capparaceae

404. 醉蝶花 *Cleome spinosa* Jacq.

一年生草本。全草有祛风散寒、杀虫止痒功效。全株有小毒。标本号 1304。

七十八、十字花科 Cruciferae

405. 匍匐南芥 *Arabis flagellosa* Miq.

多年生草本。全草有清热解毒功效。主治热病发热、咽喉肿痛、痈肿疮毒、扁桃体炎。取 5 ～ 10 克，水煎服。标本号 354。

406. 芸苔（油菜）*Brassica campestris* L.

二年生草本。种子入药。行血、散结、消肿。治产后瘀痛、丹毒、乳痈、闭经、月经不调。入菜食用，叶可外敷痈肿等。标本号 2013。

407. 青菜 *Brassica chinensis* L.

二年生草本。幼株入药。解热除烦、通利肠胃。治肺热咳嗽、便秘。入菜食用。标本号 2015。

408. 芥菜 *Brassica juncea*（L.）Czern. et Coss.

一年生草本。全草、种子入药。能化痰、平喘、消肿止痛。治支气管炎、咽喉肿痛。标本号 2017。

409. 雪里蕻 *Brassica juncea* var. *multiceps* Tsen et Lee

一年生草本。全草有解毒清肿、开胃消食、温中利气、明目利膈、排铅、抗癌、醒脑提神功效。主治疮疡痈肿、胸胁满闷、咳嗽痰多、耳目失聪、牙龈肿烂、便秘、牙龈炎。叶用同芥菜。标本号 2018。

410. 花椰菜 *Brassica oleracea* var. *botryis*

一、二年生草本。全株有补肾填精、健脑壮骨、补脾和胃、促进新陈代谢及清肝功效。主治久病体虚、腿肢痿软、耳鸣健忘、脾胃虚弱、小儿发育迟缓、脾肾两虚。标本号 2019。

411. 甘蓝 *Brassica oleracea* L.

二年生草本。叶可药用。消食积，治十二指肠溃疡。标本号 2020。

412. 白菜 *Brassica pekinensis*（Lour.）Rupr.

二年生草本。全株有益胃生津、清热除烦、解渴利尿、通利肠胃功效。除胸烦、解酒毒，治胃热口渴。可防治维生素 C 缺乏症（坏血病）。标本号 2021。

413. 荠 *Capsella bursa-pastoris*（Linn.）Medic.

二年生草本。花治痢疾、崩漏。标本号 302。

414. 光头山碎米荠 *Cardamine engleriana* O. E. Schulz

多年生草本。全草入药。止咳平喘。治咳嗽、气喘。取 6～10 克，水煎服。标本号 653。

415. 碎米荠 *Cardamine hirsuta* L.

一年生草本。全草入药。治白带过多、痢疾、泌尿道炎、淋痛、背痛、疔毒。标本号 1327。

416. 弯曲碎米荠 *Cardamine flexuosa* With.

一、二年生草本。全草食用。有清热利湿、健胃、止泻功效。治胃肠炎。取 6～10 克，水煎服。标本号 1443。

417. 弹裂碎米荠 *Cardamine impatiens* L.

二年生草本。全草入药。药用同碎米荠。标本号 1329。

418. 白花碎米荠 *Cardamine leucantha*（Tausch）O. E. Schulz

多年生草本。全草药用。可治百日咳。干品碾细，蜂蜜拌服。标本号 53。

419. 紫花碎米荠 *Cardamine tangutorum*

多年生草本。既可食用，亦可全草入药。有清热利湿功效。主治黄水疮。花治筋骨疼痛、湿疹。取 6～10 克，水煎服。标本号 2981。

420. 水田碎米荠 *Cardamine lyrata* Bunge

多年生草本。茎叶入药。有清热祛湿功效。标本号 875。

421. 大叶碎米荠 *Cardamine macrophylla*

多年生草本。全草有利小便、止痛功效。主治败血症、尿道炎。取 6～10 克，水煎服。标本号 683。

422. 华中碎米荠 *Cardamine urbaniana* O. E. Schulz

多年生草本。根状茎药用。有活血止痛功效。治支气管哮喘。取 10～15 克，水煎服。嫩叶可食用。标本号 1782。

423. 播娘蒿 *Descurainia sophia*（L.）Webb ex Prantl

一年生草本。种子入药。有行气、利尿、消肿、止咳平喘、祛痰功效。主治渗出性胸膜炎、肝硬化腹水、小便少、面浮水肿、慢性支气管炎、咳嗽、气喘、多痰等症。取 6～10 克煎服。标本号 1059。

424. 葶苈 *Draba nemorosa* L.

一年生草本。种子药用。清热、祛痰、定喘、利尿。取本品 6 克，加红枣 10 个煎服。标本号 326。

425. 菘蓝（板蓝根）*Lsatis indigotica* Fortune

二年生草本。板蓝根清热解毒、凉血利咽。用于瘟疫时毒、发热咽痛、温毒发斑、痄腮、烂喉、丹痧、大头瘟、丹毒、痈肿。主治流感、出血热、脑膜炎。取 15～20 克煎服。标本号 874。

426. 北美独行菜 *Lepidium virginicum* L.

一年生草本。种子入药。有利水、平喘之效。标本号 548。

427. 马庭芥 *Neomartinella violifolia*（Levl.）Pilger

一年生草本。全草入药。煎水服治崩漏，泡酒服治头痛及脚趾关节痛。标本号 1688。

428. 萝卜 *Raphanus sativus* L.

二年生草本。块根入药。种子有下气定喘、消食化痰功效。鲜根清凉止渴、利尿，治咳嗽痰多、消化不良。根、叶治初痢，止喘，镇痛，解煤气中毒等。标本号 2023。

429. 球果蔊菜 *Rorippa globosa*（Turcz.）Hayek

一、二年生草本。全草有清热利尿、解毒、消肿功效。主治黄疸、水肿、淋病、咽痛、痈肿、肾炎、肝炎、泌尿系统感染、烧烫伤等。取 6～10 克，水煎服。

标本号 1347。

430. 风花菜 *Rorippa globosa*（Turcz.）Hayek

二年生草本。全草和花入药。清热、利尿、活血、通经。治感冒、咽痛、风湿痛、水肿、肾炎、跌打损伤。取 10～15 克，水煎服。标本号 1347。

431. 印度蔊菜 *Rorippa indica*（L.）Hiern.

一、二年生草本。全草清热利尿、活血、通经。治感冒、热咳、咽痛、麻疹不易透发，以及风湿性关节炎、黄疸、水肿、疔毒、闭经、跌打损伤、咽喉炎、肾炎、疮疖。标本号 925。

432. 菥蓂 *Thlaspi arvense* L.

一年生草本。地上部分清肝明目、和中利湿、解毒消肿。用于目赤肿痛、胸腹胀痛、胁痛、肠痛、水肿、带下、疮疖痈肿、白内障、肝炎、阑尾炎、前列腺炎。标本号 28。

七十九、景天科 Crassulaceae

433. 落地生根 *Bryophyllum pinnatum*（L. f.）Oken

多年生草本。全草入药。治痈疮肿毒、外伤出血、烧烫伤。标本号 2364。

434. 八宝 *Hylotelephium erythrostictum*（Miq.）H. Ohba

多年生草本。全草入药。有清热解毒、散瘀消肿之效。治肝热、赤眼、丹毒、吐血、结膜炎、胃出血等。标本号 135。

435. 紫花八宝 *Hylotelephium mingjinianum*（S. H. Fu）H. Ohba

多年生草本。全草入药。能活血生肌、止血解毒。标本号 608。

436. 轮叶八宝 *Hylotelephium verticillatum*（L.）H. Ohba

多年生草本。全草入药。外敷可止血止痛。标本号 892。

437. 瓦松 *Orostachys fimbriatus*（Turcz.）Berger

二年生肉质草本。分布于山区和古屋瓦上。全草清热解毒、止血、利湿、消肿。治吐血、胃出血、血痢、肝炎、热淋、痢疾、尿路感染、痔疮、疔毒、水火烫伤。取 6～10 克，水煎服。标本号 878。

438. 费菜 *Sedum aizoon* L.

多年生草本。全草药用。止血散瘀、安神、镇痛。标本号 1670。

439. 珠芽景天 *Sedum bulbiferum* Makino

多年生肉质草本。全草散寒理气。治寒热疟疾、食积腹痛、瘟疫发疹、消化不良等。取 6～10 克，水煎服。标本号 1017。

440. 东南景天 *Sedum alfredii* Hance

多年生草本。全草入药。清热解毒、止痢。治小儿丹毒、痢疾、烧伤、烫伤等。

取 6 ～ 15 克，水煎服。标本号 266。

441. 凹叶景天 *Sedum emarginatum* Migo

多年生肉质草本，山区分布。全草清热解毒，止血利湿。治痈肿、疔疮、吐血、带下、黄疸、跌打损伤和胃出血等。标本号 1817。

442. 小山飘风 *Sedum filipes* Hemsl.

一、二年生草本。全草入药。收敛止泻，治痢疾。标本号 891。

443. 佛甲草 *Sedum lineare* Thunb.

多年生肉质草本。全草清热、消肿、解毒。治咽喉肿痛、痈肿、疔疮、丹毒、烫伤、蛇咬伤、黄疸、痢疾、扁桃体炎。标本号 375。

444. 垂盆草 *Sedum sarmentosum* Bunge

多年生肉质草本。全草利湿退黄、清热解毒。用于湿热黄疸、小便不利、痈肿疮疡、尿路感染。取 6 ～ 15 克，水煎服。标本号 179。

八十、虎耳草科 Saxifragaceae

445. 华南落新妇 *Astilbe austrosinensis* H. -M.

多年生草本。全草有祛风除湿、散瘀止痛功效。主治风湿骨痛、关节痛、急性胃肠炎、感冒头身疼痛、咳嗽、筋骨疼痛、风湿性关节炎。标本号 1891。

446. 落新妇 *Astilbe chinensis*（Maxim.）Franch. et Savat.

多年生草本。根状茎入药。可治跌打损伤，但有毒。标本号 839。

447. 草绣球（人心药） *Cardiandra moellendorffii*（Hance）Migo

亚灌木。全草可治跌打损伤。标本号 1622。

448. 大叶金腰 *Chrysosplenium macrophyllum* Oliv.

多年生草本。全草药用。可治小儿惊风等症。标本号 1191。

449. 中华金腰 *Chrysosplenium sinicum* Maxim.

多年生草本。全草有清热退黄功效。标本号 357。

450. 赤壁草 *Decumaria sinensis* Oliv.

常绿木质藤本。全株有清热解毒、消炎消肿功效。标本号 1015。

451. 宁波溲疏 *Deutzia ningpoensis* Rehd.

落叶灌木。根、叶入药。清热解毒、利尿、截疟、接骨。治遗尿、疟疾、肾炎、疥疮。取 10 ～ 15 克，水煎服。标本号 1192。

452. 溲疏 *Deutzia scabra* Thunb.

落叶灌木。根、叶、果入药。有清热利尿、补肾截疟、解毒、接骨功效。主治感冒发热、小便不利、夜尿、疟疾、肾炎、疥疮、骨折等。取 10 ～ 15 克，水煎服。标本号 1144。

453. 伞形绣球 *Hydrangea angustipetala* Hayata

落叶灌木。根治痰结，散肿毒，疗颈瘰瘤，擦皮肤癣癞。治疟疾、淋巴结核。标本号 537。

454. 冠盖绣球 *Hydrangea anomala* D. Don

攀援藤本。根、茎、花入药。通经活络、清肝明目。治月经不调、肝气亏损、溃疡、风湿。取 10 ～ 15 克，水煎服。标本号 1390。

455. 长柄绣球 *Hydrangea longipes* Franch.

落叶灌木。主治疟疾。标本号 980。

456. 绣球 *Hydrangea macrophylla*（Thunb.）Ser.

落叶灌木。根、茎、叶入药。主治疟疾、心悸、烦躁、心动过速。取 10 克，水煎服。标本号 883。

457. 圆锥绣球 *Hydrangea paniculata* Sieb.

落叶灌木。根入药。也称"土常山"。有清热抗疟功效。标本号 1570。

458. 中国绣球 *Hydrangea chinensis* Maxim.

落叶灌木。有利尿、抗疟、祛瘀止痛、活血生新功效。主治跌打损伤、骨折，全株用于治肺痨。标本号 1893。

459. 白耳菜（诗人草）*Parnassia foliosa* Hook f. et Thoms.

多年生草本。全草清热凉血、消肿解毒。治黄疸型肝炎、脉管炎、疮痈肿毒。取 10 ～ 15 克，水煎服。标本号 161。

460. 山梅花 *Philadelphus incanus* Koehne

落叶灌木。有清热利湿功效。主治膀胱炎、黄疸型肝炎、尿道炎等。取 6 ～ 10 克，开水泡服。标本号 682。

461. 绢毛山梅花 *Philadelphus sericanthus* Koehne

落叶灌木。根皮入药。治疟疾、挫伤、腰胁疼痛、胃痛。标本号 1392。

462. 扯根菜 *Penthorum chinense* Pursh

多年生草本。全草活血行水。治闭经、水肿、血崩、带下、跌打损伤。本品 10 ～ 15 克，水煎服。标本号 1700。

463. 虎耳草 *Saxifraga stolonifera* Curt.

多年生草本。全草入药。有清热解毒、祛风止痛功效。治中耳炎、皮肤红疹、疮疖、痛风等症。取 6 ～ 10 克，水煎服。标本号 364。

464. 钻地风 *Schizophragma integrifolium* Oliv.

落叶木质藤本。根皮治风湿脚痛、四肢关节酸痛。本品 10 ～ 15 克，水煎服。标本号 335。

465. 小齿钻地风 *Schizophragma integrifolium* Oliv. f. *denticulatum* Chun

落叶藤本。根藤同钻地风，有祛风活血和舒经的功效。标本号 602。

466. 黄水枝 *Tiarella polyphylla* D. Don

多年生草本。全草治耳聋、气喘。还可散寒表汗、活血祛瘀，治跌打损伤。取 6 ～ 10 克，水煎服。标本号 1135。

八十一、海桐花科 Pittosporaceae

467. 海桐 *Pittosporum tobira*（Thunb.）Ait.

常绿灌木。树皮叶药用。外用治疥疮。标本号 552。

468. 狭叶海桐 *Pittosporum glabratum* Lindl. var. *neriifolium* Rehd. et Wils.

常绿灌木。全株及果实入药。清热除湿。治黄疸、子宫脱垂、疮疡等。标本号 1107。

469. 海金子（崖花海桐）*Pittosporum illicioides* Makino

常绿灌木。根、叶、种子入药。治骨折、关节炎、毒蛇咬伤、疔疮疖痈。标本号 1533。

470. 崖花子 *Pittosporum truncatum* Pritz.

常绿灌木。全株入药。用于肝痛、风湿骨痛。标本号 1044。

八十二、金缕梅科 Hamamelidaceae

471. 蜡瓣花 *Corylopsis sinensis* Hemsl.

落叶灌木。根皮治风蛇落肚症。治恶寒发热、低热、呕逆心跳、烦乱昏迷。标本号 1681。

472. 蚊母树 *Distylium racemosum* Sieb. et Zucc.

常绿中乔木。枝叶主治水肿、手足浮肿、风湿骨节疼痛、肾炎、关节炎、跌打损伤等。取 6 ～ 10 克，水煎服。标本号 1704。

473. 牛鼻栓 *Fortunearia sinensis* Rehd. et Wils.

落叶灌木。枝叶或根治劳伤乏力、跌打损伤。标本号 547。

474. 金缕梅 *Hamamelis mollis* Oliver

落叶灌木。根药用。治疲劳乏力。标本号 598。

475. 枫香（路路通）*Liquidambar formosana* Hance

落叶大乔木。枫球祛风活络、利水、通经。用于关节痹痛、麻木拘挛、水肿胀满、乳少闭经。取 10 克，水煎服。标本号 452。

476. 檵木 *Loropetalum chinense*（R. Br.）Oliver

落叶灌木。根、叶、花入药。能解热、止血、通经活络。标本号 634。

八十三、杜仲科 Eucommiaceae

477. 杜仲 *Eucommia ulmoides* Oliver

落叶乔木。树皮入药。有补肝肾功效。治高血压、腰痛。标本号 63。

八十四、蔷薇科 Rosaceae

478. 龙芽草 *Agrimonia pilosa* Ldb.

多年生草本。全草入药。有止血、收敛、消炎功效。治内脏和外伤出血。标本号 54。

479. 火棘 *Pyracantha fortuneana*（Maxim.）Li

常绿灌木。根入药。治虚劳潮热、跌打损伤、筋骨痛。标本号 2213。

480. 山桃（桃仁）*Amygdalus davidiana*（Carrière）de Vos ex Henry

落叶乔木。根、叶、种仁均入药。有破血行瘀、润燥滑肠之效。主治闭经、产后瘀血腹痛、跌打损伤、狂犬病等。标本号 1753。

481. 桃 *Amygdalus persica* L.

落叶乔木。果仁为镇咳祛痰药。标本号 894。

482. 梅 *Armeniaca* mume Sieb.

落叶小乔木。花可疏肝和中、化痰散结。用于肝胃气痛、郁闷心烦、梅核气、瘰疬疮毒、淋巴结核、肝胃不和之胃痛。标本号 722。

483. 山杏 *Armeniaca sibirica*（L.）Lam.

落叶小乔木。种子降气止咳平喘、润肠通便。用于咳嗽气喘、胸满痰多、支气管炎、肠燥便秘。取 6 ～ 10 克，水煎服。标本号 2359。

484. 麦李 *Cerasus glandulosa*（Thunb.）Lois.

落叶灌木。种仁入药。润肠，可治慢性便秘。叶茎可作农药。取 10 ～ 15 克，水煎服。标本号 1465。

485. 郁李 *Cerasus japonica*（Thunb.）Lois.

落叶小灌木。李仁润肠通便、下气利水。用于津枯肠燥、食积气滞、腹胀便秘、水肿、脚气、小便不利。取 10 ～ 15 克，水煎服。标本号 669。

486. 樱桃 *Cerasus pseudocerasus*（Lindl.）G. Don

落叶乔木。果实益气、祛风湿。治瘫痪、四肢不仁、风湿腰腿疼痛、冻疮、中风后遗症。每次食 50 克。标本号 554。

487. 山樱桃 *Cerasus tomentosa*（Thunb.）Wall.

落叶乔木。果实益气固精。治泻痢、遗精。每次食 50 克。标本号 1058。

488. 假升麻 *Aruncus sylvester* Kostel.

多年生草本。根入药。泡酒喝解寒。标本号 272。

489. 贴梗海棠 *Chaenomeles speciosa*（Sweet）Nakai

落叶灌木。果实疏经活络、和胃化湿。用于湿痹拘挛、腰膝关节酸重疼痛、暑热吐泻、转筋挛痛、脚气浮肿。主治关节炎、急性胃肠炎。标本号 886。

490. 平枝枸子 *Cotoneaster horizontalis* Dcne.

落叶灌木。根处入药。治妇科病。标本号 2892。

491. 野山楂 *Crataegus cuneata* Sieb. et Zucc.

落叶灌木。果实消积食，散瘀血，驱绦虫。治肉积、癥瘕、痰饮、痞满、吞酸、泻痢、肠风、腰痛、疝气、产后儿枕痛、恶露不尽、小儿乳食停滞、消化不良、瘀血不行。标本号 145。

492. 湖北山楂 *Crataegus hupehensis* Sarg.

落叶小乔木。果入药。与野山楂同效。主治消化不良、瘀血不行。标本号 27。

493. 山里红 *Crataegus pinnatifida* var. *major* N. E. Brown

落叶小乔木。果入药。功效同野山楂。主治消化不良、瘀血不行。标本号 1253。

494. 蛇莓 *Duchesnea indica*（Andr.）Focke

多年生草本。全株入药。活血散瘀、收敛止血、清热解毒。用于软组织损伤、出血。标本号 470。

495. 枇杷 *Eriobotrye japonica*（Thunb.）Lindl.

常绿乔木。叶清肺止咳、降逆止呕。用于肺热咳嗽、气逆喘息、胃热呕逆、烦热口渴。胃气上逆之呕吐。取 6 ～ 10 克，水煎服。标本号 89。

496. 白鹃梅 *Exochorda racemosa*（Lindl.）Rehd.

落叶灌木。根皮、枝皮入药。治腰痛。标本号 240。

497. 草莓 *Fragaria ananassa* Duch.

多年生草本。果有解暑、清热、防癌功效。可清除体内重金属离子。标本号 194。

498. 东方草莓 *Fragaria orientaliss* Losinsk.

多年生草本。全草入药。清热解毒、利尿止咳。治跌打损伤、白带、烫火伤，止血生肌。标本号 1685。

499. 路边青（水杨梅）*Geum aleppicum* Jacq.

多年生草本。山区分布。全草祛风去湿、活血消肿。治腰痛、痢疾、咽痛、跌打损伤。标本号 342。

500. 棣棠花 *Kerria japonica*（L.）DC.

落叶灌木。花或枝叶治久咳、消化不良、水肿、风湿痛、热毒症。标本号 579。

501. 腺叶桂樱 *Laurocerasus phaeosticta*（Hance）Schneid.

常绿灌木或小乔木。种子入药。润燥滑肠，用于闭经、疮疡肿毒、大便燥结等。标本号 1139。

502. 垂丝海棠 *Malus halliana* Koehne

落叶乔木。有调气和血功效。主治血崩。标本号 1883。

503. 湖北海棠 *Malus hupehensis*（Pamp.）Rehd.

落叶小乔木。果实入药。调经和血。治红崩、痔疮。痔疮碾粉和桐油外擦。标本号 1259。

504. 苹果 *Malus pumila* Mill.

落叶乔木。叶、果、果皮入药。生津润肺、除烦、解暑开胃、醒酒。标本号 168。

505. 小叶石楠 *Photinia parvifolia*（Pritz.）Schneid.

落叶灌木。叶入药。治牙痛、黄疸、乳痈及各种出血。标本号 1322。

506. 中华石楠 *Photinia beauverdiana* Schneid.

常绿小乔木。根、叶入药。祛风止痛、补肾强筋、收敛止血。治风湿性关节炎及各种出血。标本号 771。

507. 光叶石楠 *Photinia glabra*（Thunb.）Maxim.

常绿小乔木。叶入药。祛风止痛、补肾强筋、解热利尿。标本号 1587。

508. 石楠 *Photinia* serrulata Lindl.

常绿灌木。根、叶入药。有利尿解毒功效。主治肾炎。取 10 克，水煎服。标本号 1611。

509. 毛叶石楠 *Photinia villosa*（Thunb.）DC.

落叶乔木。根入药。除湿热、止吐泻、解伤痛。叶入药。治劳伤乏力、乳痈、胃肠炎等。取 10 ～ 15 克，水煎服。标本号 1031。

510. 毛叶石楠 *Photinia villosa*（Thunb.）DC. var. *sinica* Rehd. et Wils.

落叶小乔木。根入药。有除湿热、止吐泻、解伤痛之效。治急性胃肠炎。取 10 克，水煎服。标本号 1909。

511. 委陵菜 *Potentilla chinensis* Ser.

多年生草本。全草有清热解毒、凉血止痛功效。主治赤痢腹痛、久痢不止、痔疮出血、痈肿疮毒、疟疾、百日咳、子宫出血、白带、疥疮等。标本号 213。

512. 翻白草 *Potentilla discolor* Bge.

多年生草本。全草清热解毒、止痢、止血。用于湿热泻痢、肿瘤疮毒、血热吐衄、便血、痢疾、崩漏。取 10 ～ 15 克，水煎服。标本号 802。

513. 莓叶委陵菜 *Potentilla fragarioides* Linn.

多年生草本。全草有补阴虚、止血功效。主治疝气、月经过多、功能失调性子宫出血、产后出血、崩漏。取 10 ～ 15 克，水煎服。标本号 125。

514. 三叶委陵菜 *Potentilla freyniana* Bornm.

多年生草本。山区分布。全草清热解毒、散瘀止血。治结核、口腔炎、溃疡、跌打损伤、外伤出血等。取 10 ～ 15 克，水煎服。标本号 832。

515. 蛇含委陵菜 *Potentilla kleiniana* Wight et Arn.

多年生草本。全草清热解毒。治惊风高热、疟疾咳嗽、喉痛、湿痹、痈疽癣疮、丹毒、疮毒、痒疹、蛇虫咬伤。取 6 ～ 10 克，水煎服。标本号 186。

516. 绢毛匍匐委陵菜 *Potentilla reptans* L. var. *sericophylla* Franch.

多年生草本。产于天堂寨。块根入药。可收敛解毒。标本号 845。

517. 杜梨 *Pyrus betulifolia* Bunge

落叶乔木。树皮、果实入药。有消食止痢，治腹泻功效。枝叶治霍乱、吐泻不止、腰痛、反胃吐食。树皮煎水洗，治皮肤溃疡。标本号 368。

518. 豆梨 *Pyrus calleryana* Dcne.

落叶乔木。果入药。健胃、消积食、止咳、止痢。叶和花对闹羊花、藜芦有解毒作用。治消化不良、痢疾。取 6 ～ 10 克，水煎服。标本号 1620。

519. 沙梨 *Pyrus pyrifolia*（Burm. f.）Nakai

落叶乔木。果实生津、润燥、清热、化痰。治热病津伤烦渴、消渴、热咳、痰热惊狂、噎膈、便秘。取 10 ～ 15 克，水煎服。标本号 510。

520. 麻梨 *Pyrus serrulata* Rehd.

落叶乔木。果有消食积功效。主治食物中毒、咳嗽等。取 15 克，煎浓汁催吐。标本号 2227。

521. 鸡麻 *Rhodotypos scandens*（Thunb.）Makino

落叶灌木。根、果入药。治血亏肾虚。标本号 2893。

522. 月季花 *Rosa chinensis* Jacq.

落叶灌木。花、根、叶均入药。花治月经不调、痛经、痈疖肿毒。叶治跌打损伤。鲜花或叶外用，捣烂敷患处。取 6 ～ 10 克，水煎服。标本号 887。

523. 小果蔷薇 *Rosa cymosa* Tratt.

落叶攀援灌木。根入药。行气活血、止血止痛、收敛固脱。治小儿遗尿、老年尿频、痔疮脱肛、外伤出血及其他各种出血。取 6 克，水煎服。标本号 729。

524. 卵果薔薇 *Rosa helenae* Rehd. et Wils.

落叶匍匐灌木。根活血调经，嫩叶可治气胀等。标本号 2217。

525. 软条七薔薇 *Rosa henryi* Bouleng.

灌木。根入药。消肿止痛，祛风除湿，止血解毒，补脾固精。治风湿。取 10 克，煮肉食用。标本号 1421。

526. 金樱子 *Rosa laevigata* Michx.

常绿攀援灌木。根、叶、果均入药。根有活血散瘀、祛风除湿、解毒收敛及杀虫等功效；叶外用治疮疖、烧烫伤；果能止腹泻并对流感病毒有抑制作用，还治遗精、泄泻。取 10～20 克，水煎服。标本 463。

527. 野薔薇 *Rosa multiflora* Thunb.

攀援灌木。根、叶、花、种子入药。有消暑化湿、和气健胃、止血功效。主治暑热胸闷、口渴、呕吐、不思饮食、口疮、口噤、腹泻、痢疾、吐血及外伤出血等。标本号 2288。

528. 缫丝花 *Rosa roxburghii* Tratt.

落叶灌木。根和果实入药。收涩固经、消食、健脾、止血。治遗精遗尿、白带、自汗、盗汗、刀伤出血。标本号 1420。

529. 玫瑰 *Rosa rugosa* Thunb.

落叶灌木。花蕾行气解郁、和血、止痛。用于肝胃气痛、食少呕恶、月经不调、跌打伤痛、肝炎、胆囊炎。取 5 克，泡服。标本号 1626。

530. 大红薔薇 *Rosa saturata* Baker

落叶灌木。花入药。清热凉血、解毒调经。接骨，治月经不调。标本号 542。

531. 钝叶薔薇 *Rosa sertata* Rolfe

蔓生灌木。根入药。治月经不调及痛风。标本号 1707。

532. 山莓 *Rubus corchorifolius* L. f.

落叶灌木。根、叶入药。有清热、解毒功效。标本号 889。

533. 插田泡 *Rubus coreanus* Miq.

落叶灌木。果入药。为强壮剂，根有止血、止痛功效。标本号 219。

534. 蓬蘽 *Rubus hirsutus* Thunb.

落叶小灌木。根或叶清热解毒。治伤暑吐泻、风火头痛、感冒、黄疸。标本号 1212。

535. 白叶莓 *Rubus innominatus* S. Moore

落叶灌木。根入药。治风寒、咳喘。标本号 1422。

536. 高粱泡 *Rubus lambertianus* Ser.

半落叶藤状灌木。根疏风清热、凉血和瘀。治感冒、高血压、偏瘫、咳、衄、便血、产后腹痛、崩漏、白带、中风后遗症、子宫出血。标本号 688。

537. 多腺悬钩子 *Rubus phoenicolasius* Maxim.

落叶蔓状灌本。有祛风除湿、补肾壮阳功效。主治风湿痛、月经不调、肾虚腰痛等。取 10～15 克，水煎服。标本号 1152。

538. 灰白毛莓 *Rubus tephrodes* Hance

攀援灌木。主治淋巴结核。叶治跌打损伤、瘰疬、虫牙痛。取 6～10 克，水煎服。标本号 921。

539. 三花悬钩子 *Rubus trianthus* Focke

藤状灌木。全株入药。有活血散结功效。标本号 36。

540. 木莓 *Rubus swinhoei* Hance

落叶或半常绿灌木。有补肝肾、缩小便、助阳、固精、明目功效。主治阳痿、遗精、溲数、遗溺、虚劳、目暗、前列腺炎。根皮可提取栲胶。取 10～15 克，水煎服。标本号 1892。

541. 地榆 *Sanguisorba officinalis* L.

多年生草本。根可凉血止血、解毒敛疮。用于便血、痔血、血痢、崩漏、水火烫伤、痈肿疮毒。治各种出血、敛疮。取 15 克，水煎服。标本号 2367。

542. 黄山花楸 *Sorbus amabilis* Cheng ex Yu

落叶小乔木。茎皮及果实入药。果实健胃补虚，可治虚劳、支气管炎、胃炎及维生素 A、维生素 C 缺乏症。茎皮可清肺生血。主治咳喘、咳嗽、肺气虚等症。取 10～15 克，水煎服。标本号 1383。

543. 石灰花楸 *Sorbus folgneri*（Schneid.）Rehd.

落叶乔木。果实入药。止血。治体虚劳倦、身体虚弱。标本号 1125。

544. 水榆花楸 *Sorbus alnifolia*（Sieb. et Zucc.）K. Koch

落叶灌木，果入药。治体虚劳倦。标本号 1833。

545. 绣球绣线菊 *Spiraea blumei* G. Don

落叶灌木。根入药。叶可代茶。标本号 4。

546. 麻叶绣线菊 *Spiraea cantoniensis* Lour.

落叶灌木。根及根皮入药。止血止痛。治跌打损伤、出血。标本号 2139。

547. 中华绣线菊 *Spiraea chinensis* Maxim.

落叶灌木。根可入药。清热解毒。主治咽喉肿痛。标本号 1411。

548. 珍珠绣线菊 *Spiraea thunbergii* Bl.

落叶灌木。根可入药。治咽喉肿痛、扁桃体炎。取 6～10 克，水煎服。标本号 2291。

549. 李叶绣线菊 *Spiraea prunifolia* Sieb. et Zucc.

落叶灌木。根入药。治喉痛。取 10～15 克，水煎服。标本号 444。

550. 野珠兰 *Stephanandra chinensis* Hance

落叶灌木。根入药。治咽喉肿痛、急性咽喉炎等。标本号 12。

八十五、豆科 Leguminosae

551. 合欢 *Albizia julibrissin* Durazz.

落叶乔木。树皮煎剂内服，有强壮、利尿、驱虫等功效。花可安眠。主治水肿、失眠。取 10～15 克，水煎服。标本号 758。

552. 山槐（山合欢）*Albizia kalkora*（Roxb.）Prain

落叶小乔木或灌木。根及茎皮药用，可安神。标本号 102。

553. 含羞草 *Mimosa pudica* Linn.

披散、亚灌木状草本。全株药用。能安神镇痛、止血收敛、散瘀止痛。主治失眠、软组织损伤。取 6～10 克，水煎服。标本号 643。

554. 云实 *Caesalpinia decapetala*（Roth）Alston

落叶藤本。根、茎及果药用。性温、味苦、涩，无毒，有发表散寒、活血通经、解毒杀虫之效。治筋骨疼痛、感冒、跌打损伤。标本号 893。

555. 含羞草决明 *Cassia mimosoides* Linn.

半灌木草本。药用与决明同效。标本号 2894。

556. 豆茶决明 *Chamaecrista nomame*（Sieb.）Kitagawa

一年生草本。全草入药。有驱虫、健胃、治水肿功效。标本号 2895。

557. 钝叶决明 *Cassia obtusitolia* L.

一年生草本。种子入药。清肝明目、润肠通便。取 6～10 克，水泡服。标本号 2297。

558. 望江南 *Cassia occidentalis* Linn.

一年生草本。种子入药。能健胃通便，种子炒后治疟疾；根有利尿功效；鲜叶捣碎治毒蛇毒虫咬伤。但有微毒，牲畜误食过量可致死。标本号 1656。

559. 决明 *Senna tora* Linn.

一年生草本。种子清肝、明目、降血压、润肠。主治眩晕、便秘。取 10～15 克，水煎服。标本号 45。

560. 紫荆 *Cercis chinensis* Bunge

落叶灌木。树皮、木材、根药用。可消肿、活血、解毒。树皮、花梗为外科疮疡、软组织损伤用药。捣烂敷用。标本号 124。

561. 滇皂荚 *Gleditsia japonica* Miq. var. *delavayi*（Franch.）L. C. Li

落叶乔木。果有祛痰，利尿功能。标本号 1130 号。

562. 皂荚 *Gleditsia sinensis* Lam.

落叶乔木。果实祛痰、散结消肿。用于中风口噤、昏迷不醒、癫痫痰盛、关窍不通、顽痰喘咳、咯痰不爽、大便燥结。主治中风痰阻、癫痫。取 3 ～ 5 克，研粉冲服。外治痈肿。标本号 114。

563. 肥皂荚 *Gymnocladus chinensis* Baill.

落叶乔木。果实入药。治肿毒、风湿、便血等症。标本号 645。

564. 合萌 *Aeschynomene indica* Linn.

一年生草本。全草清热、祛风、利湿、消肿、解毒。治风湿感冒、黄疸、痢疾、胃炎、腹胀、酒病、痈肿、皮炎、湿疹。取 5 ～ 10 克，水煎服。标本号 404。

565. 紫穗槐 *Amorpha fruticosa* Linn.

落叶灌木。根及根皮入药。利肺止咳。治肺痨咳嗽、支气管炎、肺结核。取 10 ～ 15 克，水煎服。标本号 899。

566. 土圞儿 *Apios fortunei* Maxim.

多年生缠绕草本。块根清热解毒、理气散结。治感冒咳嗽、疝气、痈肿、咽喉肿痛、百日咳、上呼吸道感染等。标本号 1568。

567. 落花生 *Arachis hypogaea* Linn.

一年生草本。种皮入药。有促进血小板凝结功效。主治便秘、血小板减少。取 15 ～ 50 克，水煎服。标本号 2028。

568. 黄芪 *Astragalus complanatus* B. ex Bge.

小灌木。种子入药。补肝、益肾、明目、固精。治肝肾不足、腰膝酸痛、目昏、遗精、早泄、小便频数、肢软乏力、肾虚腰痛、遗尿、尿血、白带。取 10 ～ 50 克，水煎服。标本号 2029。

569. 紫云英 *Astragalus sinicus* L.

二年生草本。全草清热解毒。治风痰咳嗽、喉痛、火眼、疔疮、带状疱疹、外伤出血、支气管炎。标本号 690。

570. 舞草 *Codariocalyx motorius*（Houtt.）Ohashi

直立小灌木。在阳光下，线形小叶可上下摆动。全株入药，有舒经活络、祛痰化瘀功效。标本号 2224。

571. 杭子梢 *Campylotropis macrocarpa*（Bge.）Rehd.

落叶灌木。根入药。舒筋活血。治半身不遂。标本号 1292。

572. 宜昌杭子梢 *Campylotropis ichangensis* Schindl.

落叶小灌木。全株药用。有消热除湿、舒经活络、祛风止痒功效。主治肠胃湿热所致的腹泻、痢疾、泄泻、呕吐、风湿痹痛、关节经脉拘挛、筋骨疼痛、皮肤瘙痒、急性胃肠炎、风湿性关节炎。标本号198。

573. 直生刀豆 *Canavalia ensiformis*（L.）DC.

一年生草本。根、果及种子入药。功效与刀豆相似。标本号1358。

574. 刀豆 *Canavalia gladiata*（Jacq.）DC.

一年生藤本。民间栽培。种子温中下气、益肾补气。治虚寒咳逆、呕吐、腹胀、肾虚腰痛、痰喘。取15克，水煎服。标本号2140。

575. 锦鸡儿 *Caragana sinica*（Buc′hoz）Rehd.

落叶灌木。花滋阴和血、健脾。治劳热咳嗽、头晕腰酸、妇女气虚白带、小儿疳积、乳痈、跌打损伤。临床证实可治高血压、眩晕。取10～15克，水煎服。标本号259。

576. 三籽两型豆 *Amphicarpaea trisperma* Baker

一年生缠绕草本。全草入药。健脾消食、除湿止泻。治食欲不振、水肿、腹泻。标本号928。

577. 翅荚香槐 *Cladrastis platycarpa*（Maxim.）Makino

落叶灌木。根入药。用于风湿骨痛。标本号1332。

578. 香槐 *Cladrastis wilsonii* Takeda

落叶乔木。根、果入药。治关节疼痛、肠寄生虫及饮食不洁腹痛。标本号1376。

579. 响铃豆 *Crotalaria albida* Heyne ex Roth

多年生灌木状草本。全草清热、解毒、利尿。治久咳痰喘、尿道炎、膀胱炎、痈疽疔毒、尿路感染。标本号895。

580. 大猪屎豆 *Crotalaria assamica* Benth.

半灌木草本。种子入药。可治皮肤癌及其他癌症。叶可止血，治跌打损伤及驱虫。标本号2030。

581. 假地蓝 *Crotalaria ferruginea* Grah. ex Benth.

多年生草本。全草入药。有解毒透疹、补中益气之功效。标本号1476。

582. 野百合 *Crotalaria sessiliflora* L.

多年生草本。根入药。有散积、消肿之功效。种子含单体屎豆碱，对治疗皮肤癌等恶性肿瘤有一定疗效。标本号40。

583. 大金刚藤 *Dalbergia dyeriana* Prain ex Harms

落叶大藤本。全株入药。理气散寒、活络止痛。治胸闷疼痛、嗳气呃逆、跌打损伤、冠心病、关节疼痛。标本号556。

584. 黄檀 *Dalbergia hupeana* Hance

落叶乔木。种子及根入药。清热解毒、下气化痰。治痢疾、疮疖、风湿骨痛、肺炎、关节炎。取 6 ～ 10 克，水煎服。标本号 295。

585. 小槐花 *Desmodium caudatum*（Thunb.）DC.

小灌木。全草清热利湿、消积、散瘀。治咳嗽吐血、水肿、小儿疳积、痈疮溃疡、跌打损伤、支气管扩张、肺结核。取 6 ～ 10 克，水煎服。标本号 1131。

586. 小叶三点金草 *Desmodium microphynum*（Thunb.）DC.

多年生草本。全草清热、利湿、解毒。治泌尿系统结石、慢性胃炎、慢性气管炎、小儿疳积、痈疽发背、石淋、痔疮、漆疮。标本号 1748。

587. 山蚂蝗 *Desmodium racemosum*（Thunb.）DC.

落叶灌木。全草药用。能解表散寒，治风湿骨痛及咳嗽吐血。标本号 906。

588. 扁豆 *Lablab purpureus*（Linn.）Sweet

缠绕藤本。种子健脾化湿、和中消暑。用于脾胃虚弱、食欲不振、白带过多、暑湿吐血、胸闷腹胀、中暑、脾虚湿阻、消化不良。标本号 2031。

589. 毛野扁豆 *Dunbaria villosa*（Thunb.）Makino

多年生缠绕草本。种子入药。利水渗湿、止咳止带。治肾炎水肿、咳嗽、白带等。取 10 ～ 15 克，水煎服。标本号 534。

590. 大豆 *Glycine max*（L.）Merr.

一年生草本。种子入药。补肾、祛风、明目、清热利水、活血解毒。标本号 2032。

591. 野大豆 *Glycine soja* Sieb. et Zucc.

一年生草本。种子入药。补益肝肾、祛风解毒。治头晕目眩、肾虚腰痛、盗汗、筋骨疼痛、关节痛。取本品 15 克，水煎服。标本号 383。

592. 甘草 *Glycyrrhiza uralensis* Fisch.

多年生草本。根供药用。能解毒、镇咳、健脾胃、调和诸药。主治脾胃两虚、咳嗽、热毒。标本号 261。

593. 少花米口袋（米口袋）*Gueldenstaedtia verna*（Georgi）Boriss.

多年生草本。全草作"地丁"用。有清热、解毒之效。标本号 2241。

594. 宜昌木蓝 *Indigofera decora* Lindl. var. *ichangensis*（Craib）Y. Y. Fang et C. Z. Zheng

落叶灌木。根入药。清热解毒。标本号 86。

595. 华东木蓝 *Indigofera fortunei* Craib.

落叶灌木。根入药。清热解毒。标本号 1432。

596. 马棘 *Indigofera pseudotinctoria* Matsum.

落叶灌木。根入药。清热解毒。治扁桃体炎，外敷治疔疮及蛇咬伤、乳蛾。取本品 10 克，水煎服。标本号 799。

597. 木蓝 *Indigofera tinctoria* Linn.

落叶亚灌木。叶、茎清热解毒、祛痰止血。治乙型脑炎、腮腺炎、目赤、疮肿、吐血、咳血。取本品 15～20 克，水煎服。标本号 2897。

598. 长萼鸡眼草 *Kummerowia stipulacea*（Maxim.）Makino

一年生草本。全草清热解毒、健脾利湿。治感冒发热、暑湿吐泻、疟疾、痢疾、感染性肝炎、热淋、白浊、胃肠型感冒。取 10 克，水煎服。标本号 1556。

599. 鸡眼草 *Kummerowia striata*（Thunb.）Schindl.

一年生草本。全草清热解毒、健脾利湿。治感冒发热、暑湿吐泻、疟疾、痢疾、感染性肝炎、热淋、白浊。取 15 克，水煎服。标本号 398。

600. 大山黧豆（茳芒香豌豆）*Lathyrus davidii* Hance

多年生草本。种子入药。治妇科病、月经不调。取本品 10 克，水煎服。标本号 1491。

601. 胡枝子 *Lespedeza bicolor* Turcz.

落叶灌木。茎、叶润肺、清热、利水通淋。治肺结核咳嗽、百日咳、鼻衄、淋病、水肿。取 6～10 克，水煎服。标本号 792。

602. 绿叶胡枝子 *Lespedeza buergeri* Miq.

落叶灌木。根能解表、化痰、利湿、活血。治月经不调、崩漏、咯血、衄血、尿血、疮痈肿毒。标本号 1435。

603. 中华胡枝子 *Lespedeza chinensis* G. Don

落叶小灌木。全草清热止痢、祛风、截疟。治急性细菌痢疾、关节痛、疟疾。取 10～15 克，水煎服。标本号 1078。

604. 大叶胡枝子 *Lespedeza davidii* Franch.

落叶灌木。根叶入药。宣开毛窍、通经络。治麻疹不透、头昏眼花、汗不出、手臂酸麻、风湿。标本号 853。

605. 美丽胡枝子 *Lespedeza formosa*（Vog.）Koehne

落叶灌木。花果清热凉血。治肺热、咳血、便血。根亦药用。取 10～15 克，水煎服。标本号 1434。

606. 绒毛胡枝子（山豆花）*Lespedeza tomentosa*（Thunb.）Sieb. ex Maxim.

落叶灌木。根滋补，健脾补虚。治虚痨、虚肿、脾虚水肿。标本号 1679。

607. 细梗胡枝子 *Lespedeza virgata*（Thunb.）DC.

落叶灌木。全草治疟疾。有治胃炎功效。取 10 克，煎服。标本号 1247。

608. 截叶铁扫帚 *Lespedeza cuneata* G. Don

落叶小灌木。全草补肝肾、益肺阴、散瘀、消肿。治遗精、遗尿、白浊、白带、哮喘、胃痛、劳伤、小儿疳积、泻痢、跌打损伤、视力减退、目赤、乳痈、肺结核。还治蛇咬伤。取 15 克，水煎服。标本号 1339。

609. 铁马鞭 *Lespedeza pilosa*（Thunb.）Sieb. et Zucc.

多年生草本。药用，可治体虚、发热不退。标本号 2898。

610. 圆叶胡枝子 *Lespedeza bicolor* Turcz.

落叶灌木。产笔架山。嫩叶可代茶，根清热解毒，治蛇咬伤。本品捣烂，敷伤处。标本号 1674。

611. 光叶马鞍树 *Maackia fenuifolia*（Hemsl.）Hand.-Mazz.

落叶灌木。根叶入药。有回阳救逆功效。主治手脚冰凉、口吐白沫等。取 10 ～ 15 克，水煎服。标本号 1336。

612. 鸡血藤 *Milliettia retlculata* Benth.

落叶蔓状灌木。藤茎活血补血、清热解毒、疏肝止痛。用于湿热黄疸、胁肋不舒、胃脘胀痛、乳痈肿痛、风湿、胁痛。取 15 克，水煎服。标本号 759。

613. 常春油麻藤 *Mucuna sempervirens* Hemsl.

常绿木质藤本。全草药用。舒筋、活络、散瘀，治软组织损伤。取 10 ～ 15 克，水煎服。标本号 911。

614. 豆薯 *Pachyrhizus erosus*（Linn.）Urb.

一年生草质藤本。块根可食又可入药。种子含鱼藤酮，可作杀虫剂，有毒。标本号 1561。

615. 赤豆 *Vigna angularis*（Willd.）Ohwi et Ohashi

一年生草本。种子入药。能行血利水、解毒、消肿。主治肾炎。取 10 ～ 15 克，水煎服。标本号 2033。

616. 赤小豆 *Vigna umbellata*（Thunb.）Ohwi et Ohashi

一年生草本。种子入药。能行血利水、解毒、消肿。治肾炎。取 15 克，水煎服。标本号 2141。

617. 绿豆 *Vigna radiata*（Linn.）Wilczek

一年生草本。种子入药。有清热、解毒、利尿、明目之效。主治食物中毒。取 50 克，水煎服。标本号 2142。

618. 菜豆 *Phaseolus vulgaris* Linn.

一年生草本。种子入药。有清热、利尿、消肿等功效。主治急慢性肾炎。取 15 克，水煎服。标本号 2143。

619. 豌豆 *Pisum sativum* Linn.

一年生攀援草本。种子入药。有强壮、利尿、止泻功效。主治脾虚、水肿。取 50 ～ 100 克，水煎服。标本号 2144。

620. 羽叶长柄山蚂蝗 *Podocarpium oldhamii*（Oliv.）Yang et Huang

多年生草本。全株入药。可祛风湿、活血利尿。根皮捣烂，可敷治筋骨折断。取 15 克，水煎服。标本号 809。

621. 长柄山蚂蝗 *Podocarpium podocarpum*（DC.）Yang et Huang

落叶亚灌木。根、叶入药。解表祛寒、止血。用于感冒、咳嗽。外用治外伤出血。取 15 克，水煎服。标本号 770、1531。

622. 宽卵叶长柄山蚂蝗 *Podocarpium podocarpum*（DC.）Yang et Huang var. *fallax*（Schindl.）Yang et Huang

落叶亚灌木。根入药。用于急性黄疸型肝炎。取 15 克，水煎服。标本号 770。

623. 尖叶长柄山蚂蝗 *Podocarpium podocarpum*（DC.）Yang et Huang var. *oxyphyllum*（DC.）Yang et Huang

落叶亚灌木。全株入药。治风湿骨痛、咳嗽吐血。取 10 ～ 15 克，水煎服。标本号 906。

624. 圆菱叶山蚂蝗 *Desmodium podocarpum* DC.

落叶灌木。全株入药。有发表散寒、止血、破瘀消肿、健脾化湿功效。主治伤风感冒、咳嗽、脾胃虚弱等。取 15 克，水煎服。标本号 2237。

625. 葛 *Pueraria lobata*（Willd.）Ohwi

落叶粗壮藤本。块根升阳解肌、透疹止泻、除烦止渴。治伤寒、湿热头痛、烦热消渴、泄泻、痢疾、斑疹不透、高血压、心绞痛、耳聋等。取 10 克，煎服。标本号 94。

626. 丽花葛（白花葛）*Pueraria alopecuroides* Craib

草质藤本。块根和花民间入药。有解毒、保健、延缓衰老功效。花可醉酒，治酒病。大地坳卫生院俞医师用其花治病。取 5 ～ 10 克，泡服。标本号 1158。

627. 菱叶鹿藿 *Rhynchosia dielsii* Harms

草质藤本。茎叶及根入药。清热除风。治小儿惊风、热咳、疳积。取 6 克，水煎服。标本号 1767。

628. 鹿藿 *Rhynchosia volubilis* Lour.

草质藤本。种子可食，亦可入药。能镇咳祛痰、祛风、活血、解毒杀虫。主治支气管炎。取 10 克，水煎服。标本号 673。

629. 刺槐 *Robinia pseudoacacia* Linn.

落叶乔木。茎皮、根、叶入药。有凉血功效。主治痔疮出血、咯血、吐血、红崩及脱肛等症。标本号 900。

630. 香花槐（富贵树）*Robinia pseudoacacia* cv. *idaho*

落叶乔木。叶和根皮有清热解毒作用。可治毒疮。有较强抗污染能力。标本号 1818。

631. 苦参 *Sophora flavescens* Ait.

多年生草本。根能清热燥湿、杀虫、利尿。用于热痢便血、黄疸尿闭、赤白带下、阴肿阴痒、湿疹、湿疮、皮肤瘙痒、疥癣麻风。外治滴虫性阴道炎。取本品 30 克，煎水熏洗。标本号 347。

632. 槐 *Sophora japonica* Linn.

落叶乔木。根皮、花、果入药。花清热凉血、止血，治肠风便血、痔血、尿血、血淋、崩漏、衄血、赤白痢下、风热目赤、痈疽疮毒，并预防中风，还可治银屑病、颈淋巴结核、黄疸。槐根治痔疮、喉痹、蛔虫病等。取本品 15 克，水煎服。标本号 211。

633. 龙爪槐 *Sophora japonica* Linn. var. *pendula* Hort.

落叶乔木。对二氧化硫、氟化氢、氯气等有毒气体及烟尘有一定抗性。标本号 1627。

634. 白车轴草 *Trifolium repens* L.

多年生草本。全草入药。有清热凉血、安神、镇痛、祛痰止咳、收敛止血、提高免疫力、抗肿瘤、抗衰老、降血脂功效。主治感冒、外伤出血，促进创伤愈合、抗肿瘤等。取本品 15 克，水煎服。标本号 578。

635. 红车轴草 *Trifolium pratense* L.

多年生草本。花穗入药。有平喘止咳作用。主治肺气肿。取本品 15 克，水煎服。标本号 2205。

636. 胡卢巴 *Trigonella foenum-graecum* Linn.

一年生草本。种子入药。补肾壮阳、祛痰祛寒湿。主治肾虚水肿。取本品 10 ～ 15 克，水煎服。可作兽药。标本号 2899。

637. 蚕豆 *Vicia faba* L.

一年生草本。花、果荚、种皮、种子及叶入药。有止血、利尿、解毒、消肿功效。治肾炎。取本品 30 克，水煎服。标本号 2034。

638. 小巢菜 *Vicia hirsuta*（L.）S. F. Gray

一、二年生草本。全草解表利湿、活血止血。治黄疸、疟疾、白带。取本品 15 克，水煎服。标本号 33。

639. 大叶野豌豆 *Vicia pseudorobus* Fischer ex C. A. Meyer

多年生草本。根、茎、叶入药。有清热解毒功效。主治疮毒。取本品 15 ～ 20 克，水煎服。标本号 848。

640. 广布野豌豆 *Vicia cracca* L.

多年生蔓状草本。全草入药。有活血、祛瘀、明目、利五脏功效。主治中心性视网膜炎。标本号 2368。

641. 救荒野豌豆 *Vicia sativa* L.

一、二年生草本。全草入药。有活血、祛瘀、治疗毒疮之效。主治疮毒。取本品 15 克，捣烂外敷。标本号 746。

642. 四籽野豌豆 *Vicia tetrasperma*（L.）Schreber

一年生草本。全草入药。有活血、化瘀之效。主治软组织损伤。取本品 10～15 克，水煎服。标本号 1100。

643. 歪头菜（偏头眼）*Vicia unijuga* A. Br.

多年生草本。全草药用。有补虚调肝、理气止痛、清热利尿功效。主治虚劳头昏、浮肿、疮毒。嫩叶可食。标本号 229。

644. 牯岭野豌豆 *Vicia kulingiana*

多年生草本。全草入药。有清热解毒、止咳、消食化积功效。主治疮毒、瘰疬、毒蛇咬伤、寒咳、小儿食积、消化不良、淋巴结核等。取本品 10～15 克，水煎服。标本号 2240。

645. 长豇豆 *Vigna unguiculata*（Linn.）Walp. subsp. *sesquipedalis*（Linn.）Verdc.

一年生缠绕草本。有理中益气、补肾健脾功效。主治脚气、心脏病、痛风等。主要作蔬菜食用。标本号 2036。

646. 豇豆 *Vigna unguiculata*（Linn.）Walp.

一年生缠绕草本。作蔬菜食用。根入药。治小儿疳积、消化不良。标本号 2037。

647. 野豇豆（伪人参）*Vigna vexillata*（Linn.）Rich.

多年生草本。块根入药。补中益气，清热解毒。治气虚头昏、淋巴结核、脱肛、毒蛇咬伤。取本品 15～30 克，水煎服。标本号 1207。

648. 紫藤（桥藤）*Wisteria sinensis*（Sims）Sweet

落叶木质藤本。花、茎皮入药。有解毒、驱虫、止吐止泻功效。主治急性胃肠炎。取本品 10～15 克，水煎服。标本号 385。

八十六、酢浆草科 Oxalidaceae

649. 酢浆草 *Oxalis corniculata* L.

多年生草本。全草入药。清热利湿、解毒消肿。主治扁桃体炎。标本号 160。

650. 红花酢浆草 *Oxalis corymbosa* DC.

多年生草本。全草入药。清热解毒、散瘀消肿。用于肾盂肾炎、痢疾、咽炎、咽喉肿痛。标本号 2243。

651. 山酢浆草 *Oxalis acetosella* L. subsp. *Griffithii*（Edgew. et HK. f.）Hara

多年生草本。根或全草入药。清热解毒、消肿止痛。主治腮腺炎。标本号 2242。

652. 白花酢浆草 *Oxalis acetosella* L.

多年生草本。罗田全县产，全草入药。清热利湿，凉血散瘀，消肿解毒。可治失眠和肝炎等症。取本品 15～20 克，水煎服。标本号 1110。

八十七、牻牛儿苗科 Geraniaceae

653. 野老鹳草 *Geranium carolinianum* L.

一年生草本。全草入药。祛风通络、收敛止泻。标本号 1049。

654. 血见愁老鹳草 *Geranium henryi* Kunth

多年生草本。地下根茎泡酒内服，破瘀积，治关节炎。妇女忌服。主治风湿。本品 50 克，浸谷酒 2.5 千克，每日服 50 毫升。标本号 1117。

655. 尼泊尔老鹳草 *Geranium nepalense* Sweet

多年生草本。全草入药。强筋骨、祛风湿，又能收敛、止泻。主治风湿。本品 50 克，浸谷酒 2.5 千克，每日服 50 毫升。标本号 78。

656. 老鹳草 *Geranium wilfordii* Maxim.

多年生草本。全草祛风活血、清热解毒。治风湿痹痛、麻木拘挛、痈肿、跌打损伤、肠炎、痢疾。本品 50 克，浸谷酒 2.5 千克，每日服 50 毫升。标本号 872。

657. 牻牛儿苗 *Erodium stephanianum* Willd.

多年生草本。全草祛风湿、通经络、止泻痢。用于风湿痹痛、麻木拘挛、筋骨酸痛、泄泻、痢疾。主治风湿。本品 50 克，浸谷酒 2.5 千克，每日服 50 毫升。标本号 78。

658. 天竺葵 *Pelargonium hortorum* Bailey

多年生草本。花入药。清热消炎，治中耳炎。标本号 929。

659. 香叶天竺葵（驱蚊草）*Pelargonium graveolens* L′ Herit.

多年生草本或灌木状。全草入药。性温散，治风湿、疝气。取本品 10 克，水煎服。标本号 2283。

八十八、旱金莲科 Tropaeolaceae

660. 旱金莲 *Tropaeolum majus* L.

一年生蔓状草本。全草有清热解毒功效。主治急性结膜炎、痈疖肿毒。取本品 10 克，水煎服。标本号 2039。

八十九、蒺藜科 Zygophyllaceae

661. 蒺藜 *Tribulus terrester* L.

一年生草本。果实入药。有散风明目、下气行血功效。主治白内障。取本品 15 克，水煎服。标本号 227。

九十、芸香科 Rutaceae

662. 臭节草（松风草）*Boenninghausenia albiflora*（Hook.）Reichb.

多年生草本。全草外敷烫伤。清热凉血、舒筋活络、消炎。治感冒、咽喉痛、肝炎、咯血、衄血、腰痛、跌打损伤、皮下瘀血。取本品 10 ～ 15 克，水煎服。标本号 865。

663. 酸橙 *Citrus aurantium* L.

常绿小乔木。果实入药。有破气消食之效。主治消化不良。取本品 10 克，水煎服。标本号 1025。

664. 玳玳 *Citrus aurantium* var. *amara*

常绿小乔木。花有理气宽胸、开胃止呕、清食化痰功效。主治胸闷、腹胀、食积不化、胃炎、痰饮、脱肛、恶心呕吐等。取本品 10 ～ 15 克，水煎服。标本号 2040。

665. 佛手 *Citrus medica* L. var. *sarcodactylis* Swingle

常绿灌木。果实入药。理气、化痰。治胃痛、胁胀痛、呕吐、噎膈、痰饮咳喘，并能解酒。主治肝炎。取本品 15 克，水煎服。标本号 1646。

666. 柑橘（桔子）*Citrus reticulata* Blanco

小乔木。橘皮理气健脾、燥湿化痰。用于脘腹胀滞、食少吐泻、咳嗽痰多。主治胃炎、咳嗽。取本品 6 ～ 10 克，水煎服。标本号 848。

667. 柚 *Citrus maxima*（Burm.）Merr.

常绿小乔木。根、叶、果、果皮、种子入药。解毒消肿、散寒止痛、消食、解酒毒、化痰止咳、理气止痛。主治消化不良、支气管炎。取本品 6 ～ 10 克，水煎服。标本号 2053 。

668. 香橼 *Citrus medica* L.

常绿乔木。幼果可代枳壳、枳实药用，标本号 882。

669. 臭檀吴萸（臭檀）*Tetradium daniellii*（Benn.）Hemsl.

落叶小乔木。果入药。有散寒、燥湿、杀虫之效。主治胃寒。取本品 6～10 克，水煎服。标本号 1557。

670. 棟叶吴萸（臭辣吴萸）*Tetradium glabrifolium*（Champ. ex Benth.）Hartley

落叶乔木。果入药。散寒、止咳。主治寒咳。取本品 6～10 克，水煎服。标本号 278。

671. 吴茱萸 *Evodia rutaecarpa*（Juss.）Benth.

落叶乔木。果入药。散寒、止痛、解毒、杀虫。主治胃寒。取本品 6～10 克，水煎服。标本号 235。

672. 疏毛吴萸 *Evodia rutaecarpa*（Juss.）Benth. var. *bodieier*（Dide）Huang

落叶小乔木。果入药。作吴萸代用品。标本号 1113。

673. 石虎 *Evodia rutaecarpa*（Juss.）Benth. var. *officinalis*（Dode）Huang

落叶小乔木。果入药。作吴萸代用品。标本号 1774。

674. 金桔 *Fortunella margarita*（Lour.）Swingle

常绿灌木。果入药。理气止咳。主治咳嗽痰多。标本号 939。

675. 九里香 *Murraya exotica* L.

小乔木。全株入药。活血散瘀、行气活络。主治软组织损伤。标本号 2041。

676. 臭常山 *Orixa japonica* Thunb.

落叶灌木。根入药。治疟疾。取本品 6～10 克，水煎服。茎、叶煎汁杀牲畜虱子。标本号 962。

677. 黄柏（黄檗）*Phellodendron amurense* Rupr.

落叶小乔木。树皮清热燥湿、泻火除蒸，用于骨蒸劳热、盗汗、遗精、疮疡肿毒、湿疮等。主治阴虚、湿热、疮疡。取本品 6～10 克，水煎服。标本号 1124。

678. 光叶黄皮树 *Phellodendron chinense* Schneid. var. *glabrisculum* Schneid

落叶乔木。树皮治牙痛有奇效。清热、燥湿、解毒。治热痢、泄泻、消渴、黄疸、痰痞、梦遗、淋浊、痔疮、便血、赤白带下、骨蒸劳热、目赤肿痛、口舌生疮、疮疡肿毒。取本品 10～15 克，水煎服。标本号 513。

679. 枳（枳壳）*Poncirus trifoliata*（L.）Raf.

落叶小乔木。果实理气和中、行滞消胀。用于胸胁气滞、胀滞疼痛、食积不化、痰饮内停、脏器下垂。枳实破气消积、化痰散痞，用于积滞内停、泻痢后重、大便不通等症。主治胃炎、胆囊炎。取本品 10 克，水煎服。标本号 204。

680. 竹叶花椒 *Zanthoxylum armatum* DC.

落叶小乔木。根、果、叶入药。可散寒止痛、消肿、杀虫。可作为调料品。主治胃寒冷痛。取本品 6 ～ 10 克，水煎服。标本号 567。

681. 花椒 *Zanthoxylum bungeanum* Maxim.

落叶小乔木。果实入药。有散寒燥湿、杀虫之效。主治寒湿胃痛。可作为调料品。取本品 3 ～ 6 克，水煎服。标本号 1936。

682. 异叶花椒 *Zanthoxylum ovalifolium* Wight

落叶小乔木。枝叶、种子入药。治目翳、脚气、痛风。取本品 3 ～ 6 克，水煎服。标本号 1428。

683. 朵花椒 *Zanthoxylum molle* Rehd.

落叶乔木。果、叶、根入药。有散寒健胃、止吐泻、利尿之效。主治寒湿吐泻。取本品 3 ～ 6 克，水煎服。标本号 1142。

684. 青花椒 *Zanthoxylum schinifolium* Sieb. et Zucc.

落叶灌木。根、叶、果入药。散寒解毒、消食健胃，用于寒阻食滞。取本品 3 ～ 6 克，水煎服。标本号 933。

685. 野花椒 *Zanthoxylum simulans* Hance

落叶灌木。叶祛风散寒、健胃驱虫、除湿止泻、活血通经。治跌打损伤、风湿痛、胃寒痛、瘀血作痛、闭经、咯血、吐血、关节痛等。取本品 3 ～ 6 克，水煎服。标本号 931。

686. 柄果花椒 *Zanthoxylum simulans* Hance var. *podocarpum*（Hemsl.）Huang

落叶灌木。根皮、树皮、果皮入药。祛风散寒、解毒镇痛、健胃、生肌、杀虫。主治胃寒食滞。取本品 3 ～ 6 克，水煎服。标本号 2900。

九十一、苦木科 Simaroubaceae

687. 臭椿 *Ailanthus altissima*（Mill.）Swingle

落叶乔木。根白皮除热、燥湿、润肠、止血、杀虫。治久痢、久泻、肠风便血、崩漏、带下、遗精、白浊、蛔虫病。取本品 10 ～ 15 克，水煎服。标本号 155。

688. 刺樗 *Ailanthus vilmoriniana* Dode

落叶乔木。树皮入药。发汗解毒。标本号 2308。

689. 苦树（苦木）*Picrasma quassioides*（D. Don）Benn.

落叶小乔木。根皮极苦，有毒，可入药。有清热燥湿、解毒、杀虫功效。治菌痢、胃肠炎、胆道感染、蛔虫病、湿疹、烧伤等症。标本号 1218。

九十二、棟科 Meliaceae

690. 米仔兰 *Aglaia odorata* Lour.

常绿灌木。枝叶入药。治跌打损伤、痈疮。捣烂外敷。标本号 1732。

691. 棟（苦棟）*Melia azedarach* L.

落叶乔木。树根驱蛔虫。治滴虫阴道炎。取本品 3 ～ 6 克，水煎服。标本号 153。

692. 川棟 *Melia toosendan* Sieb. et Zucc.

落叶乔木。有毒。有除湿热、清肝火、行气止痛、驱虫功效。主治胸胁苦满、脘腹胀痛、疝痛、虫积腹痛、胆囊炎、肝炎。取本品 6 ～ 10 克，水煎服。标本号 1579。

693. 毛红椿 *Toona ciliata* Roem. var. *pubescens*（Franch.）Hand.-Mazz.

落叶乔木。干或根皮清热燥湿、收涩止带、止泻、止血。用于赤白带下、湿热泻痢、久泻久痢、便血崩漏。取本品 6 ～ 10 克，水煎服。标本号 1335。

694. 香椿 *Toona sinensis*（A. Jussieu）Roem.

落叶乔木。根皮除热燥湿、涩肠、止血、杀虫，治久痢、肠风便血、崩漏带下、遗精白浊、痔积、蛔虫病、疥癣。果实祛风、散寒、止痛，治风寒外感、心胃气痛、风湿关节疼痛、疝气。取本品 15 克，水煎服。嫩芽可食用。标本号 122。

九十三、远志科 Polygalaceae

695. 瓜子金 *Polygala japonica* Houtt.

多年生草本。全草入药。活血散瘀、止咳化痰、安神镇静、解毒镇痛、除湿。主治咳嗽。取本品 10 ～ 15 克，水煎服。标本号 250。

九十四、大戟科 Euphorbiaceae

696. 铁苋菜 *Acalypha australis* L.

一年生草本。全草清热、利水、杀虫、止血。治痢疾、腹泻、咳嗽吐血、便血、子宫出血、痔积、腹胀、皮炎、湿疹、创伤出血。取本品 15 克，水煎服。标本号 379。

697. 山麻杆 *Alchornea davidii* Franch.

落叶灌木。茎皮及叶入药。解毒驱虫、止痛。治蛔虫病、腰痛、疯狗咬伤、蛇咬伤。取本品 15 ～ 20 克，水煎服。标本号 1027。

698. 重阳木 *Bischofia polycarpa*（Levl.）Airy Shaw

落叶乔木。根、树皮、枝叶入药。根祛风、活血、消肿。治风湿骨痛、风湿性关节炎。取本品 10～15 克，水煎服。标本号 707。

699. 巴豆 *Croton tiglium* L.

落叶灌木。种子有剧毒，根叶入药。治风湿骨痛及疮毒，或作杀虫剂。取本品研粉，外用 1～2 克。标本号 163。

700. 钩腺大戟 *Euphorbia sieboldiana* Morr. et Decne

多年生草本。根入药。有利尿、泻下功效。煎水外用，洗治疮毒。本品有毒，内服宜慎。主治疮毒。煎水熏洗。标本号 1233。

701. 乳浆大戟 *Euphorbia esula* L.

多年生草本。根通水道，消水肿、杀虫，治肠胃积滞。主治胸水、腹水。本品 3～5 克，加红枣，水煎服。标本号 141。

702. 泽漆 *Euphorbia helioscopia* L.

二年生草本。全草入药。清热、祛痰、利尿、消肿、杀虫、止痒。有毒。主治水肿。本品 3～5 克，水煎服。标本号 288。

703. 长圆叶大戟 *Euphorbia henryi* Hemsl.

多年生草本。全草有泻下、利尿功效。用于跌打损伤，煎水外用洗疥疮等。主治水肿。本品 3～5 克，加红枣，水煎服。标本号 1585。

704. 飞扬草 *Euphorbia hirta* L.

一年生草本。全草清热解毒，利湿止痒，通乳。用于肺痈、乳痈、疔疮肿毒、牙疳、痢疾、泄泻、热淋、血尿、湿疹、脚癣、皮肤瘙痒及产后少乳。主治疮毒、湿疹。本品 10～15 克，水煎服。标本号 509。

705. 银边翠 *Guphorbia marginata* Pursh.

一年生草本。全草有活血调经、消肿拔毒功效。主治月经不调、跌打损伤、无名肿痛、痈疽、疔疮、红肿、热痛之症。本品 10～15 克，水煎服。标本号 2245。

706. 地锦 *Euphorbia humifusa* Willd. ex Schlecht.

一年生草本。全草入药。清热解毒、利尿、通乳、止血、杀虫。主治肾炎。本品 10～15 克，水煎服。标本号 47。

707. 斑地锦 *Euphorbia maculata* L.

一年生草本。全草入药。止血、清湿热、通乳。治黄疸、腹泻、疳积、乳汁不多、痈肿毒疮、血痢、尿血、血崩、外伤出血及其他各种出血。本品适量煎服。标本号 1512。

708. 湖北大戟 *Euphorbia hylonoma* Hand.-Mazz.

多年生草本。根入药。有消癥、逐水、攻积功效。泡酒治劳伤、胸饱气胀、消化不良。但有毒，不宜多服，体弱及孕妇忌用。鲜叶捣敷治痈肿疮毒。主治胸腹水。本品 3 克，加红枣，水煎服。标本号 2253。

709. 西南大戟 *Euphorbia hylonoma* H.-M.

多年生草本。全株有毒。根有消癥、攻积、逐水功效。茎叶有止血、止痛功效。主治胸水、腹水。本品 3 ～ 5 克，加红枣，水煎服。标本号 2253。

710. 通奶草 *Euphorbia hypericifolia* L.

一年生草本。全草入药。消炎、止痢，用于痢疾。本品 6 ～ 10 克，水煎服。标本号 1014。

711. 大戟 *Euphorbia pekinensis* Rupr.

多年生草本。根泻水饮，利二便。治水肿、水膨、痰饮、痈疽肿毒、胸腔积液、腹水。本品 3 ～ 5 克，加红枣，水煎服。标本号 1189。

712. 一品红 *Euphorbia pulcherrima* Willd. et. Kl.

灌木。茎叶入药。有调经止血、活血化瘀、接骨消肿功效。主治跌打肿痛、功能失调性子宫出血。本品 6 ～ 10 克，水煎服。

713. 铁海棠 *Euphorbia milii* Ch. des Moulins

多汁直立灌木。茎、叶、根及乳汁入药。排脓、解毒，治水气。治恶疮、横痃、大腹水肿。主治肝硬化腹水、肝炎、血积等。取 10 ～ 15 克，水煎服。标本号 2319。

714. 红背桂花 *Excoecaria cochinchinensis* Lour.

常绿灌木。全株入药。散瘀、消肿。用于风湿骨痛、跌打损伤，但有毒。本品 3 ～ 5 克，开水泡服。标本号 2042。

715. 地构叶 *Speranskia tuberculata*（Bunge）Baill.

多年生草本。产笔架山。全草药用。有活血止痛、通经活络功效。主治软组织损伤。本品 10 ～ 15 克，水煎服。标本号 978。

716. 磨盘算盘子 *Glochidion daltonii*（Muell.-Arg.）Kurz.

落叶灌木。有止咳功效。主治伤风咳嗽、风寒咳嗽、燥热咳嗽、痰饮咳嗽、风热咳嗽、湿咳、暑咳、肺虚咳嗽、急慢性支气管炎。本品 10 克，水煎服。标本号 2909。

717. 算盘子 *Glochidion puberum*（L.）Hutch.

落叶灌木。果实除疟疾、疝气、淋浊、腰痛。还可治牙痛。本品 6 ～ 10 克，水煎服。标本号 293。

718. 白背叶 *Mallotus apelta*（Lour.）Muell. Arg.

落叶灌木。根叶入药。清热、活血、收敛、去湿。治跌打损伤。本品 6 ～ 10 克，水煎服。标本号 1776。

719. 野桐 *Mallotus japonicus*（Thunb.）Muell. Arg. var. *floccosus* S. M. Hwang

落叶灌木。树皮、枝、叶入药。治呃逆、杀虫。标本号 199。

720. 腺叶石岩枫 *Mallotus contubernalis* Hance

落叶小乔木。根皮及种子入药。根皮治风湿疼痛，种子治筋骨疼痛。本品 15 克，水煎服。标本号 1334。

721. 粗糠柴 *Mallotus philippensis*（Lam.）Muell. Arg.

落叶灌木。根清热利湿，用于急慢性痢疾、咽喉肿痛。果上腺体粉末驱绦虫和蛲虫。本品 10 ～ 15 克，水煎服。

722. 青灰叶下珠 *Phyllanthus glaucus* Wall. ex Muell. Arg.

落叶灌木。根入药。治小儿疳积。标本号 1667。

723. 叶下珠 *Phyllanthus urinaria* L.

一年生草本。全草入药。清肝明目、收敛、利水、解毒、消积等。主治视物不清。本品 10 ～ 15 克，水煎服。标本号 500。

724. 黄珠子草 *Phyllantnus virgatus* Forst. F.

一年生草本。全草有补脾胃、治淋病功效。主治骨鲠咽喉、小儿疳积、尿路感染、乳腺炎。根治乳房脓肿、乳腺炎等。本品 6 ～ 10 克，水煎服。标本号 1904。

725. 蓖麻 *Ricinus communis* L.

一年生草本。种子泻下通滞、消肿拔毒。用于大便燥结、痈疽肿毒、喉痹、瘰疬。主治便秘，每次 5 克，捣服。治痈肿，捣烂外敷。标本号 70。

726. 白木乌桕（白乳木）*Sapium japonica*（Sieb. et Zucc.）Pax et Hoffm.

落叶小乔木。根皮、叶入药。散瘀、消肿、利尿。治湿疹、脚癣、水肿等。主治湿疹。本品 10 ～ 15 克，水煎服。标本号 1446。

727. 乌桕（木子树）*Sapium sebiferum*（L.）Roxb.

落叶乔木。叶和根皮入药。能消肿解毒、利尿泻下，有杀虫功效。主治黄肿病（钩虫病）。本品 10 ～ 15 克，水煎服。标本号 474。

728. 一叶萩 *Flueggea suffruticosa*（Pall.）Baill.

落叶灌木。叶、种子有活血舒筋、健脾益肾功效。治风湿腰痛、四肢麻木、偏瘫、阳痿、面神经麻痹、小儿麻痹后遗症、中风后遗症。本品 10 ～ 15 克，水煎服。标本号 811。

729. 油桐 *Vernicia fordii*（Hemsl.）Airy Shaw

落叶乔木。根、叶、花、果入药。有消肿杀虫功效。标本号 499。

九十五、交让木科 Daphniphyllaceae

730. 交让木 *Daphniphyllum macropodum* Miq.

落叶灌木或小乔木。根、叶入药。杀虫、消肿。治痈疮、疖肿。标本号 516。

731. 虎皮楠 *Daphniphyllum oldhami*（Hemsl.）Rosenth.

常绿小乔木。根、叶入药。有消热解毒、化瘀止痛功效。主治外感风热、发热、恶风、咳嗽、咽痛、风湿骨痛、跌打损伤等。本品 10 ～ 15 克，水煎服。标本号 1858。

九十六、黄杨科 Buxaceae

732. 雀舌黄杨 *Buxus bodinieri* Levl.

常绿灌木。根、茎、叶药用。叶与皮煮食，可治黄疸，嫩叶煎服治妇女难产，根煎汁治吐血。标本号 1905。

733. 黄杨 *Buxus sinica*（Rehd. et Wils.）M. Cheng

常绿灌木或小乔木。全株药用，治跌打损伤，根治风湿，叶敷治无名肿毒。近年有人用叶试治冠心病，取得了一定疗效。本品 10 ～ 15 克，水煎服。标本号 1910。

734. 珍珠黄杨 *Budus sinica* var. *parvifolia*

常绿灌木。有健脾利湿、平喘散瘀功效。主治浮肿、小儿热喘、跌打损伤、烫伤等。本品 10 ～ 15 克，水煎服。标本号 948。

735. 顶花板凳果（富贵草）*Pachysandra terminalis* Sieb. et Zucc.

常绿亚灌木。全草入药。舒筋活络、散瘀止痛。治胃病、风湿痛、劳作咳嗽、肢体屈伸不利、蛇咬伤。主治风湿。本品 10 ～ 15 克，水煎服。标本号 1527。

736. 野扇花 *Sarcococca ruscifolia* Stapf

常绿灌木。果、根入药。活血舒筋、祛风消肿。主治类风湿性关节炎。本品 10 ～ 15 克，水煎服。标本号 2906。

九十七、漆树科 Anacardiaceae

737. 南酸枣 *Choerospondias axillaris*（Roxb.）Burtt et Hill.

落叶乔木。根皮、树皮、果实入药。治烫伤、食滞腹满、疮疡溃烂。主治消化不良。本品 10 ～ 15 克，水煎服。标本号 952。

738. 黄连木（黄檀树、甜苗树）*Pistacia chinensis* Bunge

落叶乔木。根、树皮、叶及叶芽入药。清热、解毒、止渴。治痢疾、淋疮、痔疮，外治漆疮。本品 10 ～ 15 克，水煎服。标本号 197。

739. 盐肤木（猪菜棒）*Rhus chinensis* Mill.

落叶小乔木或灌木。根、叶、花及果均可供药用。有清热解毒、消肿作用。标本号 85。

740. 青麸杨 *Rhus potaninii* Maxim

落叶乔木。枝叶寄生五倍子。根入药。有祛风解毒之功效。主治风疹。本品 10 ～ 15 克，水煎服。标本号 1345。

741. 毒漆藤（三叶漆）*Toxicodendron radicans*（L.）O. Kuntze

攀援灌木。根、根皮及叶入药。全株有毒。有清热解毒、止血功效。治蛔虫病、创伤、出血。治外伤出血可捣烂外敷。标本号 12。

742. 野漆树 *Toxicodendron*（Rhus）*succedaneum*（L.）O. Kuntze

落叶乔木。根、叶、果入药。有平喘、解毒、散瘀消肿、止痛止血功效。主治哮喘、急慢性肝炎、胃痛、跌打损伤，外用治骨折、创伤出血等。本品 10 ～ 15 克，水煎服。标本号 12。

743. 木蜡树 *Toxicodendron sylvestre*（Sieb. et Zucc.）O. Kuntze

落叶乔木或小乔木。根或树皮清热解毒、止血。治尿血、血崩、带下、疮癣等。本品 10 ～ 15 克，水煎服。标本号 1074。

744. 漆树 *Toxicodendron vernicifluum*（Stokes）F. A. Barkl.

落叶乔木。干漆破瘀、消积、杀虫。治闭经、淋巴结炎、瘰疬、瘀血、虫积，但有毒。本品 10 ～ 15 克，水煎服。标本号 2043。

九十八、冬青科 Aquifoliaceae

745. 枸骨（狗儿刺）*Ilex cornuta* Lindl. et Paxt.

常绿灌木或小乔木。叶能清热养阴、益肾、平肝。用于肺痨咯血、骨蒸潮热、头晕目眩。主治肺结核咳血。本品 15 克，水煎服。标本号 953。

746. 榕叶冬青 *Ilex ficoidea* Hemsl.

常绿乔木。根入药。清热解毒、祛风止痛。用于肝炎、跌打损伤。本品 10 ～ 15 克，水煎服。标本号 1137。

747. 康定冬青 *Ilex franchetiana* Loes.

常绿乔木。叶有健胃、平喘功效。果实治瘰疬痒、风湿麻木，根治崩漏等。主治淋巴结炎、风湿。本品 15 克，水煎服。标本号 2907。

748. 大叶冬青（苦丁茶）*Ilex latifolia* Thunb.

常绿大乔木。叶入药。散风热、清头目、除烦渴。治偏头痛、齿痛、目赤、热病烦渴等。本品 15 克，水煎服。标本号 557。

749. 大果冬青 *Ilex macrocarpa* Oliv.

落叶乔木。枝叶入药。涩精,治月经过多、崩漏。本品 10 ～ 15 克,水煎服。标本号 1054。

750. 具柄冬青 *Ilex pedunculosa* Miq.

常绿灌木或乔木。枝叶入药。祛风除湿,治风湿关节痛、腰痛、跌打损伤。标本号 1433。

751. 冬青 *Ilex chinensis* Sims

常绿乔木。干叶清热解毒、消肿祛瘀。用于肺热咳嗽、咽喉肿痛、痢疾、热淋。外用治烧烫伤、皮肤溃烂。主治支气管炎。本品 10 ～ 15 克,水煎服。标本号 560。

752. 华中枸骨(针齿冬青)*Ilex centrochinensis* S. Y. Hu

常绿灌木。根叶入药。清热解毒、祛风除湿。根治风湿,叶治烫火伤。本品 10 ～ 15 克,水煎服。标本号 1298。

753. 猫儿刺 *Ilex Pernyi* Franch.

常绿灌木。树皮及枝叶入药。含小檗碱可作黄连制剂的代用原料。标本号 1993。

九十九、卫矛科 Celastraceae

754. 苦皮藤 *Celastrus angulatus* Maxim.

落叶攀援灌木。根、根皮入药。清热解毒、舒经活络,调经。用于小儿麻疹、月经不调。本品 6 ～ 10 克,水煎服。标本号 813。

755. 哥兰叶 *Celastrus gemmatus* Loes.

落叶藤状灌木。有舒筋活血、散瘀止痛、祛风除湿、解毒清肿功效。主治风湿性关节痛、带状疱疹、荨麻疹、湿疹、痈肿疔疮、跌打损伤、骨折。茎叶补肾固脱、益气,用于食欲不佳、子宫脱垂、脱肛等。本品 10 ～ 15 克,水煎服。标本号 1536。

756. 南蛇藤 *Celastrus orbiculatus* Thunb.

藤状灌木。根皮入药。治蛇伤和疮毒,本品捣烂外敷。树皮及叶可作农药。标本号 1029。

757. 短梗南蛇藤 *Celastrus rosthornianus* Loes.

落叶藤本。根皮入药。治蛇伤和肿毒。本品捣烂外敷。标本号 2908。

758. 卫矛(八树)*Euonymus alatus*(Thunb.)Sieb.

落叶灌木。枝翅入药。可除邪杀虫、消皮肤肿毒、疗妇人血气、破血瘀、通月经、止血崩带下、疏风散寒,还可治狂犬伤、蛇伤、感冒、全身痛痒及闭经。

本品 10 ～ 15 克，水煎服。民间用其洗漆疮，有效。标本号 2908。

759. 白杜（丝棉木）*Euonymus maackii* Rupr.

落叶小乔木。枝、叶、花入药。花可治漆疮、膝关节痛、鼻出血、过敏性皮疹等。煎水外洗。标本号 1714。

760. 肉花卫矛 *Euonymus carnosus* Hemsl.

半常绿小乔木。树皮入药。活血、祛瘀。治腰膝疼痛、骨质增生。本品 15 克，煎服。标本号 1353。

761. 扶芳藤 *Euonymus fortunei*（Turcz.）Hand.-Mazz.

常绿藤本灌木。茎藤入药。能行气活血、舒筋散瘀、止血安胎。主治软组织损伤。捣烂外敷。标本号 1201。

762. 大花卫矛 *Euonymus grandiflorus* Wall.

半常绿小乔木。树皮、茎皮、叶、果入药。软坚散结、通经活络、清热解毒。主治软组织损伤。捣烂外敷。标本号 2909。

763. 西南卫矛 *Euonymus hamiltonianus* Wall. ex Roxb.

落叶灌木或小乔木。根及枝条入药。祛风除湿。治风湿性关节炎。本品 10 ～ 15 克，水煎服。标本号 1988。

764. 冬青卫矛（大叶黄杨）*Euonymus japonicus* Thunb.

常绿灌木或小乔木。根能调经化瘀。治月经不调、痛经。本品 15 克，水煎服。标本号 955。

765. 胶东卫矛 *Euonymus Kiautschovicus* Loes.

半常绿蔓性灌木。有通经破血、杀虫功效。用于闭经、产后瘀血腹痛、瘀血内阻、跌打损伤、虫积腹痛、吸尘防风沙等。本品 10 ～ 15 克，水煎服。标本号 1203。

766. 垂丝卫矛 *Euonymus oxyphyllus* Miq.

落叶灌木。主治痢疾初起、骨折损伤、关节酸痛、阴囊湿痒、痢疾等。本品 10 ～ 15 克，水煎服。标本号 1008。

一〇〇、省沽油科 Staphyleaceae

767. 野鸦椿 *Euscaphis japonica*（Thunb.）Dippel

落叶小乔木或灌木。根皮和花药用。种子温中理气、消肿止痛。治胃寒痛、寒疝、泻痢、脱肛、子宫下垂、睾丸肿痛。本品 10 ～ 15 克，水煎服。标本号 351。

一〇一、槭树科 Aceraceae

768. 三角槭 *Acer buergerianum* Miq.

落叶乔木。有祛风利湿、通利筋骨功效。主治风湿关节疼痛，跌打损伤。本品 10～15 克，水煎服。标本号 1455。

769. 青榨槭（蝦蟆青）*Acer davidii* Franch.

落叶乔木。根皮入药。祛风除湿、清血逐瘀。治风湿疼痛、腰背痛。本品 10～15 克，水煎服。标本号 193。

770. 茶条槭（观音茶）*Acer ginnala* Maxim.

落叶灌木或小乔木。嫩叶有降压、退热、明目之效。主治高血压。本品 3～5 克，泡水代茶饮。标本号 1216。

771. 苦茶槭 *Acer ginnala* Maxim. subsp. *theiferum*（Fang）Fang

落叶灌木或小乔木。嫩叶有降压、退热、明目之效。主治高血压。本品 3～5 克，泡水代茶饮。标本号 2910。

772. 建始槭 *Acer henryi* Pax

落叶乔木。根入药。治关节酸痛、跌打损伤、骨折、风湿。本品 10～15 克，水煎服。标本号 1459。

773. 地锦槭 *Acer mono* Maxim.

落叶乔木。枝叶有祛风除湿、活血止痛功效。主治偏头痛、风寒湿痹、跌打损伤、瘀痛、湿疹、疥癣等。本品 10～15 克，水煎服。标本号 1062。

774. 毛果槭 *Acer nikoense* Maxim.

落叶乔木。叶和根皮入药。清热凉血、消肿止痛。治骨伤接骨、软组织损伤。本品 10～15 克，水煎服。标本号 306。

775. 五裂槭 *Acer oliverianum* Pax

落叶乔木。根皮入药。治风湿麻木、荨麻疹。本品 10～15 克，水煎服。标本号 1456。

776. 鸡爪槭 *Acer palmatum* Thunb.

落叶小乔木。根入药。治关节疼痛、关节炎。本品 10～15 克，水煎服。标本号 1457。

777. 秀丽槭 *Acer elegantulum* Fang et P. L. Chiu

落叶乔木。产天堂山区。根及根皮与牯岭勾儿茶、卫矛、牛膝、钻地风共同水煎可治关节酸痛、关节炎。本品 10～15 克，水煎服。根皮与五加皮、八角枫捣敷可治骨折。标本号 1839。

一〇二、七叶树科 Hippocastanaceae

778. 天师栗 *Aesculus wilsonii* Rehd.

落叶乔木。果有散郁闷、安心神之效。标本号 1231。

一〇三、无患子科 Sapindaceae

779. 倒地铃 *Cardiospermum halicacabum* L.

一年生藤本。全草药用。清热解毒、消肿。标本号 2911。

780. 复羽叶栾树 *Koelreuteria bipinnata* Franch.

落叶乔木。根、根皮或花入药。疏风清热、止咳、杀虫。主治感冒。本品 10～15 克，水煎服。标本号 1460。

781. 无患子 *Sapindus mukorossi* Gaertn.

落叶乔木。有清热、除湿、利咽止泻、祛痰、消积、除虫之效。主治白喉、咽喉炎、扁桃体炎、支气管炎、哮喘、百日咳、急性胃肠炎、喉痹肿痛、食滞、白带、疳积、疮癣，外用治体癣、雀斑、汗斑等。标本号 611。

782. 文冠果 *Xanthoceras sorbifolia* Bunge

落叶小乔木。树枝、树干、树叶药用。果可食。药用价值很高。主要用于外敷治风湿性关节炎。标本号 961。

一〇四、清风藤科 Sabiaceae

783. 光叶泡花树 *Meliosma cuneifolia* Franch. var. *glabriuscula* Cufod.

落叶小乔木。树皮清热、解毒、镇痛、利水。治无名肿毒、毒蛇咬伤、膨胀水肿、疮毒。捣碎外敷。标本号 2826。

784. 清风藤 *Sabia japonica* Maxim.

落叶藤本。茎入药。有祛风通络、利湿、活血解毒功效。主治风湿痹痛、鹤膝风、水肿、脚气、跌打肿痛、骨折、深部脓肿、骨髓炎、化脓性关节炎、脊椎炎、疮疡肿毒、皮肤瘙痒等。本品 10～15 克，水煎服。标本号 700。

785. 四川清风藤 *Sabia schumanniana* Diels

常绿攀援灌木。根茎入药。止咳祛痰、祛风除湿、活血止痛。治慢性支气管炎、跌打损伤、小便涩痛、风湿、腰腿痛等。本品 10～15 克，水煎服。标本号 689。

一〇五、凤仙花科 Balsaminaceae

786. 凤仙花（染指甲花）*Impatiens balsamina* L.

一年生草本。种子破血、软坚、消积。用于癥瘕痞块、闭经、噎膈。本品 3 ～ 6 克，水煎服。标本号 124。

787. 牯岭凤仙花 *Impatiens davidi* Franch.

一年生草本。全草浸汁杀软体虫，民间以腌过的老茎捣烂调油治牙龈溃烂。标本号 1869。

788. 细柄凤仙花 *Impatiens leptocaulon* Hook. f.

一年生草本。根茎入药。活血祛风、散瘀止痛。治跌打损伤。捣烂外敷。标本号 1045。

789. 水金凤 *Impatiens noli-tangere* Linn.

一年生草本。全草入药。理气止痛、舒筋活络。治筋骨疼痛、蛇伤、疔疮。花或根治湿热筋骨疼痛、疥癞、风湿等。本品 10 ～ 15 克，煎水熏洗。标本号 879。

790. 翼萼凤仙花 *Impatiens pterosepala* Hook. f.

一年生草本。全草入药。清热解毒、消肿镇痛。治小儿食积、肝炎、胃炎、食物中毒、消化不良。本品 6 ～ 10 克，水煎服。标本号 528。

一〇六、鼠李科 Rhamnaceae

791. 雀梅藤 *Sageretia thea*（Osbeck）Johnst.

常绿藤本。叶可代茶，供药用。标本号 2322。

792. 梗花雀梅藤 *Sageretia henryi* Drumm. et Sprague

常绿藤本。叶可代茶，供药用。利水、消肿、解毒。治疥疮、漆疮、水肿。标本号 475。

793. 多花勾儿茶 *Berchemia floribunda*（Wall.）Brongn.

落叶藤本。茎叶清热、凉血、利尿、解毒。治衄血、黄疸、风湿腰痛、经前腹痛、风毒尿流、伤口红肿。本品 10 ～ 15 克，水煎服。标本号 139。

794. 枳椇（拐枣）*Hovenia acerba* Lindl.

落叶乔木。果实和种子治酒醉、烦热、口渴、呕吐、二便不利，解酒毒。现代研究表明其可治酒精性肝炎。本品 10 ～ 15 克，水煎服。标本号 103。

795. 猫乳 *Rhamnella franguloides*（Maxim.）Weberb.

落叶灌木。根供药用。治疥癣。标本号 674。

796. 长叶冻绿 *Rhamnus crenata* Sieb. et Zucc.

落叶灌木。根或根皮清热利湿、杀虫、解毒。治疥疮、癣、癫、疔疮、麻风、蛔虫病。煎水外洗。标本号 1381。

797. 圆叶鼠李 *Rhamnus globosa* Bunge

落叶灌木。果实入药。消肿毒。标本号 1208。

798. 薄叶鼠李 *Rhamnus leptophylla* Schneid.

落叶灌木。全株入药。有清热、解毒、活血之效。标本号 174。

799. 皱叶鼠李 *Rhamnus rugulosa* Hemsl.

落叶灌木。有清热解毒功效。主治肿毒、疮疡、痈肿等。取本品捣烂，外敷患处。标本号 1080。

800. 冻绿 *Rhamnus utilis* Decne.

落叶小乔木。根皮、树皮入药。凉血、清热、解毒。治疥疮、湿疹、跌打损伤。本品 10 ～ 15 克，水煎服。标本号 544。

801. 枣 *Ziziphus jujuba* Mill.

落叶乔木。果实补脾和胃、益气生津、调营卫、补气、解药毒。治胃虚少食、气血津液不足、气血两虚等症。每日食熟枣五枚，生枣可戒烟。标本号 419。

802. 酸枣 *Ziziphus jujuba* Mill. var. *spinosa*（Bunge）Hu ex H. F. Chow

落叶灌木。果皮可健脾。有镇静、安神功效。主治失眠。酸枣仁 20 克，水煎服。标本号 2148。

一〇七、葡萄科 Vitaceae

803. 掌裂草葡萄 *Ampelopsis delavayana* Planch. var. *glabra*（Diels et Gilg）C. L. Li

缠绕藤本。根入药。有活血、散瘀、消炎、消肿功效。主治软组织损伤。标本号 2913。

804. 牯岭蛇葡萄 *Ampelopsis heterophylla*（Thunb.）Sieb. et Zucc. var. *kulingensis*（Rehd.）C. L. Li

木质藤本。根茎入药。有清热解毒、消肿祛湿功效。治疮疡。本品 10 ～ 15 克，水煎服。标本号 868。

805. 三裂叶蛇葡萄 *Ampelopsis delavayana* Planch.

落叶藤本。根和根皮有祛风活络、消肿解毒、止血生肌功效。主治淋证、白浊、㿗气、偏坠、慢性骨髓炎、风湿痹痛、跌打损伤、创伤出血、烫伤等。标本号 629。

806. 白蔹 *Ampelopsis japonica*（Thunb.）Makino

攀援草本。块根清热解毒、消痈散结、敛疮生肌。用于痈疽发背、疔疮、瘰疬、烧烫伤。标本号 91。

807. 蛇葡萄 *Ampelopsis sinica* W. T. Wang

落叶藤本。根皮入药。有清热解毒、祛风除湿、活络散结、止痛止血功效。主治肺痈吐脓、肺痨吐血、风湿性关节炎、癌肿、腹泻、溃疡、风湿、肿瘤。外用治跌打损伤、疮疡肿毒、外伤出血、烧烫伤等。本品 10 ～ 15 克，水煎服。标本号 220。

808. 乌蔹莓 *Cayratia japonica*（Thunb.）Gagnep.

草质藤本。全草清热利湿、解毒消肿。治痈肿、疔疮、痄腮、丹毒、风湿痛、黄疸、痢疾。据临床报道，其可治化脓性感染，接骨及消肿。本品 10 ～ 15 克，水煎服。标本号 397。

809. 白毛乌蔹莓（大叶乌蔹莓）*Cayratia albifolia* C. L. Li

半木质或草质藤本。根入药。有解毒消肿、活血散瘀、利尿、止血功效。治咽喉肿痛、目翳、咯血、血尿、痢疾。外用治痈肿、丹毒、腮腺炎、跌打损伤、毒蛇咬伤。标本号 915。

810. 苦郎藤（毛叶白粉藤）*Cissus assamica*（Laws.）Craib

本质藤本。全株入药。治牙痛。标本号 2259。

811. 爬山虎 *Parthenocissus tricuspidata*（Sieb. et Zucc.）Planch.

落叶藤本。根、茎活血、祛风、止痛。治产后血瘀、腹中有块、赤白带下、风湿筋骨疼痛、偏头痛、恶露不尽。本品 6 ～ 10 克，米酒汁煎服。标本号 1664。

812. 异叶爬山虎 *Parthenocissus heterophylla*（Bl.）Merr.

落叶藤本。根入药。祛风除湿、通经络、止血解毒。治风湿、疮毒、骨折。本品 10 ～ 15 克，水煎服。标本号 1541。

813. 粉叶爬山虎 *Parthenocissus thomsonii*（Laws.）C. L. Li

木质藤本。根药用。治关节炎等症。标本号 1524。

814. 崖爬藤（毛叶崖爬藤）*Tetrastigma obtectum*（Wall.）Planch.

草质藤本。全草祛风、除湿、行血、解毒。治头痛、身痛、风湿痹痛、流注、疮毒。本品 10 ～ 15 克，水煎服。标本号 940。

815. 蘡薁 *Vitis bryoniifolia* Bunge

落叶藤本。茎叶祛湿、利小便、解毒。治淋病、痢疾、痹痛、哕逆、瘰疬、乳痈、湿疹、臁疮。本品 10 ～ 15 克，水煎服。标本号 232。

816. 刺葡萄 *Vitis davidii*（Roman. du Caill.）Foex

木质藤本。根入药。治筋骨伤痛。标本号 936。

817. 葛藟葡萄（葛藟）*Vitis flexuosa* Thunb.

木质藤本。茎、叶、果实入药。治关节酸痛、风湿。本品 50 克，浸谷酒服。标本号 1441。

818. 小叶葛藟 *Vitis flexuosa* Thunb. var. *parvifolia* Gagnep

木质藤本。茎、叶、果实入药。治关节酸痛。标本号 1109。

819. 毛葡萄 *Vitis heyneana* Roem. et Schult.

落叶藤本。根皮调经活血、补虚止带。治月经不调、白带。本品 6～10 克，水煎服。标本号 1540。

820. 葡萄 *Vitis vinifera* L.

落叶藤本。果可食，补血气、强筋骨、利小便。治气血虚弱、气血两虚、肺虚咳嗽、心悸盗汗、风湿痹痛、淋病、浮肿。每日 50 克食用。标本号 68。

821. 网脉葡萄 *Vitis wilsonae* Veitch

落叶藤本。根、茎、叶入药。清热解毒、活血祛瘀。治无名肿毒、慢性骨髓炎、风湿性关节炎、淋证。每日 50 克食用。标本号 1466。

822. 山葡萄 *Vitis amurensis* Rupr.

木质藤本。产瓮门关。根、藤入药。治风湿。标本号 1836。

一〇八、杜英科 Elaeocarpaceae

823. 杜英 *Elaeocarpus decipiens* Hemsl.

常绿乔木。根入药。有散瘀消肿功效。主治跌打损伤、瘀肿。每次 10～15 克，水煎服。对二氧化硫抗性强。标本号 1900。

一〇九、椴树科 Tiliaceae

824. 田麻（毛果田麻）*Corchoropsis tomentosa*（Thunb.）Makino

一年生草本。果入药。房县民间将果炒黄后，煎服加糖治腹泻。主治急性肠炎。本品 15 克，水煎服。标本号 230。

825. 黄麻 *Corchorus capsularis* L.

一年生草本。根、叶及种子入药。种子有毒。有清热解暑、拔毒消肿、预防中暑功效。主治中暑发热、痢疾。外用治疮疖肿毒等。标本号 2149。

826. 甜麻 *Corchorus aestuans* L.

一年生草本。全草入药。有清热解毒、利尿功效。主治急性肾炎。本品 6～10

克，水煎服。标本号 2269。

827. 小花扁担杆 *Grewia biloba* G. Don var. *parviflora*（Bge.）Hand.-Mazz.

落叶灌木。全株入药。健脾养血、消肿祛瘀。治红崩白带、月经不调。本品 10 ～ 15 克，水煎服。标本号 212。

828. 少脉椴 *Tilia paucicostata* Maxim.

乔木。入药部位不明。祛风活血、镇痛。治跌打损伤、风湿麻木。标本号 538。

829. 椴树 *Tilia tuan* Szysz.

落叶乔木。树根入药。有祛风除湿、活血止痛、止咳功效。主治风湿痹痛、四肢麻木、跌打损伤、久咳。对有毒气体抗性强。本品 10 ～ 15 克，水煎服。标本号 530。

一一〇、锦葵科 Malvaceae

830. 苘麻 *Abutilon theophrasti* Medicus

一年生草本。种子清热解毒、利湿、退翳。用于赤白痢疾、淋沥涩痛、痈肿毒疮、目生翳膜。本品 10 ～ 15 克，水煎服。标本号 965。

831. 蜀葵 *Althaea rosea*（Linn.）Cavan.

二年生草本。花、种子入药。利尿通便。标本号 718。

832. 陆地棉 *Gossypium hirsutum* Linn.

一年生草本。根、叶、种子入药。根补中益气、止咳平喘。种子补肝肾、强腰膝、暖胃止痛、下乳止血。主治肺气肿。本品 10 ～ 15 克，水煎服。标本号 2045。

833. 木芙蓉 *Hibiscus mutabilis* Linn.

落叶灌木。栽培植物。叶凉血、解毒、消肿、止痛。治烫伤、跌打损伤。叶捣烂外敷。花治恶疮。标本号 110。

834. 朱槿 *Hibiscus rosa-sinensis* Linn.

落叶灌木。花入药。凉血清热，除湿止带。标本号 1127。

835. 木槿 *Hibiscus syriacus* Linn.

落叶灌木。树皮清热、利湿、解毒、止痒。治痢疾、白带、痔疮等。本品 6 ～ 10 克，水煎服。标本号 104。

836. 白花单瓣木槿 *Hibiscus syriaces* L. f. *totusalbus* T. Modre

落叶灌木。农村栽培，花供药用。清热、利湿、凉血。治肠风泻血、痢疾、白带、泄泻等。本品 6 ～ 10 克，水煎服。民间用作止鼻血用。标本号 885。

837. 野葵 *Malva verticillata* Linn.

二年生草本。根、种子入药。利尿、解毒。治咽喉肿痛、扁桃体炎等。本品 6 ～ 10

克，水煎服。标本号 1250。

838. 锦葵 *Malva sinensis* Cavan

多年生草本。全草有清热利湿、理气通便功效。主治大便不畅、脐腹痛、带下病、湿热痢。本品 10 ～ 15 克，水煎服。标本号 1881。

839. 中华地桃花 *Urena lobata* Linn. var. *chinensis*（Osbeck）S. Y. Hu

直立亚灌木。全株入药。用于痢疾、疮疖。主治痢疾。本品 10 ～ 15 克，水煎服。标本号 1186。

840. 赛葵 *Malvastrum coromandelianum*（Linn.）Gurcke

多年生草本。有消热利湿、解毒散瘀、祛除内伤或旧伤功效。主治感冒、肠炎、痢疾、黄疸型肝炎、风湿关节痛。本品 6 ～ 15 克，水煎服。外用治跌打损伤、疔疮痈肿。标本号 1268。

———、梧桐科 Sterculiaceae

841. 梧桐 *Firmiana platanifolia*（L. f.）Marsili

落叶乔木。种子顺气和胃、消食。治伤食、胃痛、氙气、小儿疮。本品 10 ～ 15 克，水煎服。标本号 280。

842. 午时花 *Pentapetes phoenicea* L.

一年生草本。全草入药。有清热解毒、散瘀止血功效。主治咽喉肿痛、疔疮、湿疹、跌打损伤、烫伤。本品 10 ～ 15 克，水煎服。标本号 1694。

——二、猕猴桃科 Actinidiaceae

843. 软枣猕猴桃 *Actinidia arguta*（Sieb. & Zucc.）Planch. ex Miq.

落叶藤本。果实健胃、清热、利湿。治消化不良、呕吐、腹泻、黄疸、风湿关节痛。本品 10 ～ 15 克，水煎服。标本号 1686。

844. 异色猕猴桃 *Actinidia callosa* Lindl. var. *discolor* C. F. Liang

落叶藤本。茎、叶入药。祛风止痛。主治感冒头痛。本品 10 ～ 15 克，水煎服。标本号 362。

845. 中华猕猴桃（猕猴桃）*Actinidia chinensis* Planch.

落叶藤本。果实解热、止渴、通淋。治烦躁、消渴、黄疸、石淋、痔疮、糖尿病。本品 30 ～ 50 克，食用。标本号 362。

846. 黑蕊猕猴桃 *Actinidia melanandra* Franch.

落叶木质藤本。果有清热解毒、化湿、健胃、活血散结功效。主治胃炎。取本品 20 ～ 30 克，食用。标本号 2919。

847. 葛枣猕猴桃 *Actinidia polygama*（Sieb. et Zucc.）Maxim.

落叶藤本。有虫瘿的果实入药。可治疝气及腰痛。标本号 1737。

848. 小叶猕猴桃 *Actinidia lanceolata* Dunn

小型落叶蔓生藤本。产毛栗洲。根药用。能补血补精，治筋骨酸痛。主治贫血。本品 10～15 克，水煎服。标本号 1279。

一一三、山茶科 Theaceae

849. 毛花连蕊茶 *Camellia fraterna* Hance

常绿灌木。果有清热解毒、活血、散瘀功效。主治痈肿疮疡、咽喉肿痛、跌打损伤。本品 10～15 克，水煎服。标本号 339。

850. 尖连蕊茶 *Camellia cuspidata*（Kochs）Wright ex Gard.

常绿灌木。花可入药。主治外伤出血、跌打损伤等。标本号 1469。

851. 山茶（茶花）*Camellia japonica* L.

常绿灌木。花可凉血、止血、散瘀、消肿。治吐血、衄血、血崩、肠风、血痢、血淋、跌打损伤、烫伤。根治心脏病、口疮、牛皮癣。种子行气止痛，治皮肤瘙痒、烫火伤及各种出血。本品 6～10 克，水煎服。标本号 814。

852. 油茶 *Camellia oleifera* Abel.

常绿灌木。茶种子榨油，茶饼收敛杀虫。治阴囊湿疹、跌打损伤。本品 10～15 克，水煎服。标本号 465。

853. 茶 *Camellia sinensis*（L.）O. Ktze.

常绿灌木。可作饮料。清头痛，除烦渴，化痰，消食，利尿，解毒。治头痛、目昏、多睡善寐、心烦口渴、食积痰滞、止痢等。标本号 466。

854. 金叶柃 *Eurya aurea*（Levl.）Hu et L. K. Ling

常绿灌木。有清热解毒、消肿止痛功效。主治无名肿毒、痈、肿、疮、疖。本品 10～15 克，水煎服。标本号 2920。

855. 钝叶柃 *Eurya obtusifolia* H. T. Chang

灌木或小乔木。果实入药。清热生津、醒脑。治头晕目眩。本品 10～15 克，水煎服。标本号 2263。

856. 微毛柃 *Eurya hebeclados* Ling

常绿灌木。根、茎、叶入药。用于肝炎、烫伤、蛇咬伤、跌打损伤。本品捣碎外敷。标本号 1771。

857. 细枝柃 *Eurya loquaiana* Dunn

常绿灌木。茎、叶入药。消肿、止痛。用于风湿、跌打损伤。本品 10～15 克，水煎服。标本号 2827。

858. 细齿叶柃 *Eurya nitida* Korthals

常绿小乔木。有祛风除湿、解毒敛疮、止血功效。主治风湿痹痛、泄泻、无名肿毒、疮疡溃烂、外伤出血。本品 10～15 克，水煎服。标本号 2921。

859. 长柱紫茎 *Stewartia rostrata* Spongb.

落叶小乔木。有活血舒筋、祛风除湿功效。主治跌打损伤，风湿麻木。本品 6～10 克，水煎服。标本号 712。

860. 紫茎 *Stewartia sinensis* Rehd. et Wils

落叶灌木。根皮、茎皮入药。种子油可食。标本号 1206。

——四、金丝桃科 Hypericaceae

861. 黄海棠 *Hypericum ascyron* L.

多年生草本。全草入药。祛风湿、止咳止血。治咳血。本品适量代茶。标本号 13。

862. 赶山鞭 *Hypericum attenuatum* Choisy

多年生草本。全草入药。可调经活血。治月经不调。本品 10～15 克，水煎服。标本号 1581。

863. 小连翘 *Hypericum erectum* Thunb. ex Murray

多年生草本。全草活血、止血、调经、通乳、消肿止痛。治吐血、衄血、月经不调、闭经、乳汁不通、肿疖、跌打损伤、创伤出血。适量米酒汁煎服。标本号 159。

864. 地耳草 *Hypericum japonicum* Thunb. ex Murray

一年生草本。全草清热利湿、消肿解毒。治传染性肝炎、泻痢、小儿惊风、疳积、喉蛾、肠痈、疖肿、蛇伤。本品 10～15 克，水煎服。标本 974。

865. 金丝桃 *Hypericum monogynum* L.

半常绿性灌木。全草清热解毒、祛风湿、消肿。治风湿性腰痛、蛇伤、漆疮、腰痛。本品 10～15 克，水煎服。标本 1589。

866. 金丝梅 *Hypericum patulum* Thunb. ex Murray

半常绿灌木。全株入药。清热、解毒、止血。用于黄疸型肝炎、痢疾、小儿疳积。本品 10～15 克，水煎服。标本号 1129。

867. 元宝草 *Hypericum sampsonii* Hance

多年生草本。全草活血、止血、解毒。治吐血、跌打闪挫、痈肿、疮毒。本品 10～15 克，水煎服。标本 158。

868. 蜜腺小连翘 *Hypericum seniavinii* Maxim.

多年生草本。全草入药。用于崩漏。标本号 1784。

一一五、柽柳科 Tamaricaceae

869. 柽柳 *Tamarix chinensis* Lour.

落叶乔木或灌木。嫩枝叶发表透疹、祛风除湿。用于麻疹不透、风湿痹痛。本品 6 ～ 10 克，水煎服。标本号 657。

一一六、堇菜科 Violaceae

870. 鸡腿堇菜 *Viola acuminate* Ledeb.

多年生草本。全草入药。清热解毒、消肿止痛。治肿毒、跌打损伤、疮疖。本品 10 ～ 15 克，水煎服。标本号 46。

871. 如意草 *Viola arcuata* Blume

多年生草本。全草有清热解毒、排脓消肿、止痛功效。主治疮疡肿痛、乳痈、跌打损伤、开放性骨折、外伤出血、蛇伤。标本号 2922。

872. 戟叶堇菜（尼泊尔堇菜） *Viola betonicifolia* J. E. Smith

多年生草本。全草入药。清热解毒。用于痈疮肿毒、目赤生翳。标本号 472。

873. 球果堇菜（毛果堇菜） *Viola collina* Bess.

多年生草本。全草清热解毒、消肿止血。治痈疽疮毒、跌打损伤、刀伤出血。标本号 415。

874. 心叶堇菜 *Viola concordifolia* C. J. Wang

多年生草本。全草药用。捣烂敷疗疮肿痛。主治疗疮。适量水煎服。标本号 176。

875. 七星莲（蔓茎堇菜） *Viola diffusa* Ging.

一年生草本。全草入药。消肿排脓、清热化痰。治疗痛、背痛、疗疮。外用鲜草捣烂敷用或干品研粉调敷。标本号 1000。

876. 伏地堇菜 *Viola gittusa* Grayi Fanch et Sav.

多年生草本。全草入药。消肿排脓，治疮毒。主治疮痈。适量水煎服。标本号 2260。

877. 紫花堇菜 *Viola grypoceras* A. Gray

多年生草本。全草入药。清热、解毒、消肿、止血。治咽喉红肿、疗疮肿毒、刀伤出血等。本品 10 ～ 15 克，水煎服。标本号 488。

878. 长萼堇菜 *Viola inconspicua* Blume

多年生草本。全草入药。能明目消肿、清热解毒。治结膜炎、痈疖、疗疮。本品 10 ～ 15 克，水煎服。标本号 975。

879. 犁头菜 *Viola japonica* Langsdorff ex Candolle

多年生草本。全草入药。清热解毒、凉血消肿。治咽喉炎、乳腺炎、急性结膜炎、痈疖肿痛、化脓性骨髓炎及毒蛇咬伤。本品 10～15 克，水煎服。标本号 2275。

880. 白花堇菜 *Viola lactiflora* Nakai

多年生草本。全草药用。能清热解毒，除脓消炎。治疗疮。外用捣烂敷患处。标本号 622。

881. 萱 *Viola moupinensis* Franch.

多年生草本。全草入药。有清热解毒之效。标本号 692。

882. 三色堇 *Viola tricolor* L.

一年生草本。全草入药。清热解毒。用于痈疮肿毒。标本号 2150。

883. 箭叶堇菜 *Viola betonicifolia* J. E. Smith subsp. *nepalensis*（Ging.）W. Beck

多年生草本。天堂寨分布。全草药用。能清热散瘀，消肿解毒。主治疗疮。本品 10～15 克，水煎服。标本号 1831。

884. 堇菜 *Viola verecunda* A. Gray

多年生草本。全草治恶疮、蛾子、刀伤、无名肿毒等。本品 10～15 克，水煎服。标本号 1828。

一一七、大风子科 Flacourtiaceae

885. 毛叶山桐子 *Idesia polycarpa* Maxim. var. *vestita* Diels

落叶乔木。种子油入药。杀虫。用于疥癣。标本号 2276。

886. 柞木 *Xylosma racemosum*（Sieb. et Zucc.）Miq.

常绿灌木。叶入药。能散瘀消肿。树皮治黄疸。本品 10～15 克，水煎服。标本号 1472。

一一八、旌节花科 Stachyuraceae

887. 中国旌节花（小通草）*Stachyurus chinensis* Franch.

落叶灌木。茎髓供药用。利尿渗湿。治热病、小便赤黄或尿闭，湿热癃、淋等症。标本号 1350。

一一九、秋海棠科 Begoniaceae

888. 秋海棠 *Begonia grandis* Dry.

多年生草本。全草擦癣、杀虫、活血化瘀、止血、清热。治跌打损伤、吐血、咯血、痢疾、月经不调、崩漏、带下、淋浊、喉痛。捣烂外敷。标本号 1156。

889. 中华秋海棠 *Begonia grandis* Dry subsp. *sinensis*（A. DC.）Irmsch.

多年生草本。全草入药。有活血、散瘀、治筋痛之效。主治软组织损伤。捣烂敷患处。标本号 1156。

890. 四季海棠 *Begonia semperflorens* Link et Otto

多年生草本。全草有清热解毒功效。主治疱疖、脓肿疔疮。捣碎外敷。标本号 2048。

一二〇、仙人掌科 Cactaceae

891. 昙花 *Epiphyllum oxypetalum*（DC.）Haw.

多年生肉质灌木。全株有清肺、止咳、化痰功效。主治肺热咳嗽、肺痨（肺结核）、咯血、崩漏、心悸、失眠、心胃气痛。最适于治肺结核。本品 3～6 克，水煎服。标本号 1184。

892. 仙人掌 *Opuntia stricta*（Haw.）Haw. var. *dillenii*（Ker-Gawl.）Benson

肉质灌木。根、茎入药。行气活血、清热解毒。治心胃气痛、痢疾、咳嗽、喉痛、烫伤、蛇伤、胃炎、痔疮等。本品 6～10 克，水煎服。注意，其汁入目，使人失明。标本号 276。

893. 蟹爪兰 *Zygocactus truncatus* K. Schumann

肉质植物。茎入药。清热解毒。外用治腮腺炎、疮疡肿毒。捣细外敷。标本号 2050。

一二一、瑞香科 Thymelaeaceae

894. 芫花 *Daphne genkwa* Sieb. et Zucc.

落叶灌木。根皮入药。能活血、消肿、解毒。花蕾为利尿、祛痰药。主治胸腔积液。本品 3 克，加枣煎。全株可作土农药。标本号 74。

895. 毛瑞香 *Daphne kiusiana* Miq. var. *atrocaulis*（Rehd.）F. Maekawa

常绿小灌木。根、茎皮入药。有活血、散血、止痛功效。主治软组织损伤。捣细外敷。标本号 1547。

896. 金边瑞香（风流树）*Daphne odora* Thunb. f. *marginata* Makino

常绿灌木。根、茎、叶、花入药。有清热解毒、消炎止痛、活血祛瘀、散结功效。主治无名肿毒，疔疮、乳腺炎、溃烂、牙喉痛、胃病、痈肿等。本品 10～15 克，水煎服。标本号 2336。

897. 白瑞香 *Daphne papyracea* Wall. ex Steud.

常绿小灌木。有小毒。全株有祛风除湿、调经止痛功效。主治风湿麻木、筋骨疼痛、跌打损伤、癫痫、月经不调、痛经、经期手脚冷痛。本品 10 ～ 15 克，水煎服。标本号 2925。

898. 结香 *Edgeworthia chrysantha* Lindl.

落叶灌木。全株入药。能舒筋接骨、消肿、止痛。治跌打损伤、风湿痛等。本品 10 ～ 15 克，水煎服。标本号 981。

899. 多毛荛花（毛荛花）*Wikstroemia pilosa* Cheng

落叶灌木。花入药。有利水祛痰之效。但有毒，慎用。标本号 80。

900. 小黄构 *Wikstroemia micrantha* Hemsl.

常绿灌木。有止咳化痰功效。主治风火牙痛、支气管哮喘、百日咳等。本品 10 ～ 15 克，水煎服。标本号 1680。

一二二、胡颓子科 Elaeagnaceae

901. 蔓胡颓子 *Elaeagnus glabra* Thunb.

蔓生灌木。叶入药。有收敛止泻、平喘止咳之效。主治支气管炎。本品 10 ～ 15 克，水煎服。标本号 1765。

902. 宜昌胡颓子 *Elaeagnus henryi* Warb. apud Diels

常绿灌木。茎、叶入药。活血祛瘀、消肿止痛、止咳。治跌打损伤、风湿骨痛。本品 15 克，水煎服。标本号 1772。

903. 披针叶胡颓子 *Elaeagnus lanceolata* Warb.

常绿直立灌木。果药用。可治痢疾。标本号 1013。

904. 木半夏 *Elaeagnus multiflora* Thunb.

落叶灌木，山区分布。果实收敛，治肿毒。活血引气，治跌打损伤、哮喘、痢疾、痔疮。本品 10 ～ 15 克，水煎服。标本号 1328。

905. 胡颓子 *Elaeagnus pungens* Thunb.

常绿灌木。果实可食。可止血、疗痢。治泻痢、消渴、喘咳。本品 6 ～ 10 克，水煎服。标本号 336。

906. 星毛羊奶子 *Elaeagnus stellipila* Rehd.

落叶灌木。果可食亦可药用。有散瘀止痛、清热利湿功效。主治跌打损伤、痢疾。标本号 2264。

907. 佘山胡颓子 *Elaeagnus argyi* Levl.

半常绿灌木。有祛痰止咳、利湿退黄、解毒功效。主治咳喘、黄疸型肝炎、风湿痹痛、痈疖等。本品 6 ～ 10 克，水煎服。标本号 2278。

908. 牛奶子 *Ealagnus umbellata* Thunb.

落叶灌木。产瓮门关。果可食，根、叶、果实入药。清热利湿，止血。治咳嗽、泄泻、痢疾、崩带、急性胃肠等。本品 10 ～ 15 克，水煎服。标本号 831。

一二三、千屈菜科 Lythraceae

909. 紫薇 *Lagerstroemia indica* Linn.

落叶乔木。根和种均供药用。利尿。根治痈肿疮毒、牙痛。标本号 283。

910. 南紫薇 *Lagerstroemia subcostata* Koehne

落叶乔木。根、花入药。治跌打损伤、痈肿疮毒、疟疾。花适量捣碎外敷。标本号 1572。

911. 节节菜 *Rotala indica*（Willd.）Koehne

一年生草本。全草入药。用于痈疮肿毒、疟疾。本品适量捣细外敷。标本号 1608。

一二四、石榴科 Punicaceae

912. 石榴 *Punica granatum* Linn.

落叶亚乔木。果皮涩肠止泻、止血、驱虫。用于久泻、久痢、便血、脱肛、崩漏、带下、虫积腹痛。主治泄泻、痢疾。适量食用。标本号 485。

913. 月季石榴 *Punica granatum* var. *nana*

落叶小乔木。果可食。具有吸附大气尘埃、二氧化硫、氯气、硫化氢、铅蒸气等有毒气体的作用。可净化空气，减轻污染。标本号 869。

一二五、蓝果树科 Nyssaceae

914. 旱莲木（喜树）*Camptotheca acuminata* Decne.

落叶乔木。果实和根治各种癌症和急慢性白血病、银屑病及血吸虫引起的肝脾肿大。本品 6 ～ 10 克，水煎服。标本号 601。

915. 蓝果树 *Nyssa sinenis* Oliv.

落叶乔木。树皮中提取的蓝果碱有抗癌作用。标本号 697。

一二六、八角枫科 Alangiaceae

916. 八角枫 *Alangium chinense*（Lour.）Harms

落叶乔本。根入药。有毒。祛风除湿、消瘀止痛、通经活血、解毒。治风湿疼痛、麻木瘫痪、心力衰竭、劳伤腰痛、跌打损伤。本品 10 克，水煎服。标本号 531。

917. 毛八角枫 *Alangium kurzii* Craib

落叶乔本。根皮入药。有舒筋活血、散瘀止痛功效。主治跌打肿痛、骨折。标本号 414。

918. 瓜木 *Alangium platanifolium*（Sieb. et Zucc.）Harms

落叶乔本。根皮入药。治风湿骨痛。也可作农药。标本号 2348。

一二七、桃金娘科 Myrtaceae

919. 赤楠 *Syzygium buxifolium* Hook. et Arn.

常绿灌木。根、树皮入药。用于肝炎、跌打损伤。本品 10～15 克，水煎服。标本号 1037。

一二八、菱科 Trapaceae

920. 乌菱 *Trapa bicornis* Osbeck

一年生水生草本。果入药。治痹病、小儿疮毒，亦解酒毒，治风湿。本品 10～15 克，水煎服。标本号 2345。

921. 菱 *Trapa bispinosa* Roxb.

一年生水生草本。果实入药。有强壮解热功效。标本号 315。

922. 细果野菱（小果菱）*Trapa maximowiczii* Korsh.

一年生水生草本。果实、果壳、果梗入药。解毒、消肿、止血。治胃溃疡、乳房结块、月经过多、痢疾、便血、胃出血等。本品 10～15 克，水煎服。标本号 319。

一二九、柳叶菜科 Onagraceae

923. 柳兰 *Epilobium angustifolium* L.

多年生草本。全草入药。调经活血、消肿止痛、接骨。治月经不调、扭伤、骨折、久泻、肾囊肿大。还可适量捣碎外敷。标本号 1105。

924. 光华柳叶菜 *Epilobium amurense* Hausskn. subsp. *cephalostigma*（Hausskn.）C. J. Chen

多年生草本。全草入药。清热疏风、除湿、消肿。治喉头肿痛、伤风声哑、水肿、痢疾、刀伤出血、急性咽喉炎。本品 10～15 克，水煎服。标本号 165。

925. 长籽柳叶菜（通经草）*Epilobium pyrricholophum* Franch. et Savat.

多年生草本。全草入药。有收敛止血功效。标本号 2038。

926. 柳叶菜 *Epilobium Hirsutum* L.

多年生草本。产三省垴。全草入药。止血，止痢。民间用作治疱疖肿痛、跌打损伤。本品 6 ～ 10 克，水煎服。标本号 1715。

927. 倒挂金钟 *Fuchsia hybrida* Hort. ex Sieb. et Voss.

落叶半灌木。全草有凉血祛风、活血散瘀功效。主治月经不调、闭经症瘕、产后乳肿、皮肤瘙痒、痤疮等。本品 10 ～ 15 克，水煎服。标本号 2052。

928. 露珠草（牛泷草）*Circaea cordata* Royle

多年生草本。全草清热解毒、生肌。治疥疮、脓包。本品适量捣烂外敷。标本号 492。

929. 南方露珠草 *Circaea mollis* Sieb. et Zucc.

多年生草本。全草入药。祛风湿、止痛。治刀伤、关节炎、脓疮。本品 10 ～ 15 克，水煎服。标本号 1133。

930. 水龙 *Ludwigia adscendens*（L.）Hara

浮水草本。全草清热、利尿、消肿、解毒。治燥热咳嗽、酒疸、淋病、麻疹、丹毒、痈肿疔疮、尿路感染。本品 10 ～ 15 克，水煎服。标本号 1752。

931. 丁香蓼 *Ludwigia prostrata* Roxb.

一年生草本。全株药用。有清热解毒之效。标本号 437。

932. 月见草 *Oenothera biennis* L.

多年生草本。根入药。强筋壮骨、祛风除湿。治风湿病、骨折、跌打损伤。本品 10 ～ 15 克，水煎服。标本号 603。

一三〇、小二仙草科 Haloragidaceae

933. 蓁 *Myriophyllum spicatum* L.

多年生沉水植物。全草入药。有清热解毒、止痢功效。主治慢性下痢、休息痢。本品 6 ～ 15 克，水煎服。标本号 1689。

一三一、五加科 Araliaceae

934. 吴茱萸五加 *Acanthopanax evodiaefolius* Franch.

落叶乔木。根皮入药。祛风利湿、解毒消肿、清热泻火。治水肿、风湿性关节炎。本品 6 ～ 10 克，水煎服。标本号 1142。

935. 五加 *Acanthopanax gracilistylus* W. W. Smith

落叶灌木。根皮祛风湿、强筋骨、活血祛瘀。治腰痛、阳痿、脚弱、小儿行迟、脚气、跌打损伤。本品 6 ～ 10 克，水煎服。标本号 146。

936. 藤五加 *Acanthopanax leucorrhizus*（Oliv.）Harms

落叶木质藤本。树皮入药。祛风除湿，活血化瘀，行气消肿。本品 6～10 克，水煎服。标本号 555。

937. 楤木 *Aralia chinensis* Linn.

落叶灌木。根皮药用。可镇痛消炎、活血散瘀。治刀伤、胃炎、肾炎、软组织损伤等。本品 6～10 克，水煎服。标本号 322。

938. 棘茎楤木 *Aralia echinocaulis* Hand.-Mazz.

落叶小乔木。树皮祛风除湿、行气活血、消肿解毒。治风湿痹痛、溃疡、跌打损伤、痈疽。本品 10～15 克，水煎服。标本号 930。

939. 黄毛楤木 *Aralia decaisneana* Hance

落叶灌木。根皮药用。有祛风除湿、散瘀消肿之效。治风湿腰痛、肝炎、肾炎水肿。本品 10～15 克，水煎服。标本号 1810。

940. 常春藤 *Hedera nepalensis* K. Koch var. *sinensis*（Tobl.）Rehd.

常绿藤本。茎叶祛风、利湿、平肝、解毒。治风湿性关节炎、肝炎、头晕、口眼歪斜、衄血、目翳、痈疽肿毒、风湿、中风。本品 10～15 克，水煎服。标本号 519。

941. 刺楸 *Kalopanax septemlobus*（Thunb.）Koidz.

落叶乔木。树皮祛风、除湿、杀虫、活血。治风湿痹痛、腰肚痛、痈疽、疮癣。临床报道其可治麻风性神经痛、风湿。本品 6～10 克，水煎服。标本号 410。

942. 人参 *Panax ginseng* C. A. Mey.

多年生草本。叶能补气、益肺、祛暑、生津。用于气虚咳嗽、暑热烦躁、津伤口渴、头目不清、四肢倦乏、脾肾两虚。本品 5～10 克，水煎服。标本号 1325。

943. 大叶三七 *Panax pseudo-ginseng* var. *japonicus*（C. A. Mey.）Hoo et Tseng

多年生草本。块根入药。有活血祛瘀生新，消肿镇痛、止痛止血功效。主治软组织损伤。本品 6～10 克，水煎服。还可除劳补虚，叶可充参叶用。标本号 1885。

944. 三七 *Panax pseudoginseng* Wall. var. *notoginseng*（Burkill）Hoo et Tseng

多年生草本。根能散瘀止血、消肿定痛。用于咳血、吐血、衄血、便血、崩漏、外伤出血、胸腹刺痛、跌打肿痛。主治各种损伤及各种出血。本品 3～5 克，研粉冲服，一日三次。标本号 990。

945. 西洋参 *Panax quinquefolius* L.

多年生栽培草本。块根补气养阴、清热生津。用于气虚阴亏、虚热烦倦、咳喘痰血、内热消渴、口燥咽干、糖尿病。本品 3～6 克，泡服。标本号 638。

946. 秀丽假人参（扣子七）*Panax psendo-ginseudo* Wall. var. *elegantior*（Burkill）Hoo et Tseng

多年生草本。产于天堂寨、三省垴。根茎药用。泡酒喝可治劳伤（神农架），西藏地区用以治吐血、血痢及血崩、胃出血、便血等症。本品 10 克，水煎服。标本号 150。

947. 通脱木（通草）*Tetrapanax papyrifer*（Hook.）K. Koch

常绿灌本。茎髓清热利尿、通气下乳。用于湿热淋证、水肿尿少、乳汁不下。主治尿道炎、前列腺炎。本品 6 ～ 10 克，水煎服。标本号 20。

一三二、伞形科 Umbelliferae

948. 独活 *Heracleum Hemsleyanum* Diels

多年生草本。根供药用。治风湿痹痛、腰膝酸痛及痈疮肿毒。本品 10 ～ 15 克，水煎服。标本号 2342。

949. 白芷 *Angelica dahurica*（Fisch. ex Hoffm.）Benth. et Hook. f. ex Franch. et Sav.

多年生草本。根能解表散寒、祛风止痛、通鼻窍、燥湿止带。用于感冒头痛、眉棱骨痛、鼻塞流涕、鼻渊、牙痛、带下、疮疡肿痛。主治鼻炎、风寒头痛。本品 6 ～ 10 克，水煎服。标本号 8。

950. 毛当归（独活）*Angelica biserrata*（Shan et Yuan）Yuan et Shan

多年生草本。根祛风除湿、通痹止痛。用于风寒湿痹、腰膝疼痛、少阴伏风头痛、风湿头痛和手脚挛痛等。本品 6 ～ 10 克，水煎服。标本号 1243。

951. 当归 *Angelica sinensis*（Oliv.）Diels

多年生草本。根能补血、活血、调经止痛、润肠通便。用于血虚萎黄、眩晕心悸、月经不调、闭经痛经、虚寒腹痛、跌打损伤、痈疽疮疡、肠燥便秘。本品 6 ～ 10 克，水煎服。标本号 256。

952. 拐芹 *Angelica polymorpha* Maxim.

多年生草本。栽植物园。根供药用。民间用于治疗胃痛。标本号 599。

953. 旱芹 *Apium graveolens* L.

多年生草本。全草入药。有降压作用，还可清热止咳、健胃、利尿。标本号 456。

954. 紫花大叶柴胡 *Bupleurum longiradiatum* Turcz. var. *porphyranthum* Shan et Y. Li

多年生草本。根、根茎入药。和解退热、疏肝解郁。主治感冒发热、胸胁胀痛。本品 6 ～ 10 克，水煎服。标本号 613。

955. 竹叶柴胡 *Bupleurum marginatum* Wall. ex DC.

多年生草本。全草入药。主治感冒、腮腺炎、扁桃体炎。本品 6 ～ 10 克，水煎服。标本号 152。

956. 狭叶柴胡 *Bupleurum scorzonerifolium* Willd.

多年生草本。全草入药。有清虚热功效。主治感冒发热、寒热往来、疟疾、肝郁气滞、胸胁胀痛、脱肛、子宫脱落、月经不调等。本品 6 ～ 10 克，水煎服。标本号 1575。

957. 日本三岛柴胡 *Bupleurum falcatum* var. *porphyranthum*

多年生草本。罗田惠涛引种，供药用，全草入药。有发表和里、疏肝解热、解郁散结、调经等功效。主治畏冷、发热。本品 6 ～ 10 克，水煎服。标本号 2371。

958. 芫荽 *Coriandrum sativum* L.

二年生草本。茎叶健胃消食，果实入药。有祛风、透疹、健胃、祛痰之效。主治麻疹。本品 6 ～ 10 克，水煎服。标本号 590。

959. 鸭儿芹 *Cryptotaenia japonica* Hassk.

多年生草本。茎叶消炎解毒、活血、消肿。治肺炎、肺脓肿、淋病、疝气、风火牙痛、痈疽疔毒、带状疱疹、皮肤瘙痒。本品 10 ～ 15 克，水煎服。标本号 207。

960. 野胡萝卜 *Daucus carota* L.

二年生草本。果实入药。驱虫，根为健胃消化剂。标本号 88。

961. 胡萝卜 *Daucus carota* L. var. *sativa* Hoffm.

二年生草本。根入药。健脾、化滞。用于消化不良、久痢、咳嗽。标本号 2154。

962. 茴香 *Foeniculum vulgare* Mill.

多年生草本。嫩茎、果实入药。有祛风、健胃、矫味功效。民间苗叶煎水，顺气、发汗。治胃气上逆。本品 3 ～ 5 克，佐料用。标本号 118。

963. 珊瑚菜 *Glehnia littoralis* Fr. Schmidt ex Miq.

多年生草本。根入药。滋阴生津、祛痰、止咳。治气管炎、咳嗽等。本品 10 ～ 15 克，水煎服。标本号 1931。

964. 蛇床 *Chidium monnieri*（L.）Cuss.

一年生草本。产桃花源。果含挥发油，供配制香水和香精用。入药作兴奋强壮剂。主治阳痿，还能祛风燥湿。外用杀虫止痒，治皮肤湿疹及疥癣。本品 10 ～ 15 克，水煎服。也可作农药防治多种病虫害。标本号 2812。

965. 天胡荽 *Hydrocotyle sibthorpioides* Lam.

多年生草本。全草清热、利尿、消肿、解毒。治黄疸、痢疾、小便不利、目翳、痈疽疔疮、水肿。本品 6 ～ 10 克，水煎服。标本号 581。

966. 破铜钱 *Hydrocotyle sibthorpioides* Lam. var. *batrachium*（Hance）Hand.-Mazz. ex Shan

多年生草本。全草入药。有清热解毒、利尿、消肿之效。治黄疸、咽喉肿痛、痈疽疔疮、火眼、砂淋、鼻炎、急慢性肾炎等。本品 10 ～ 15 克，水煎服。标本号 1124。

967. 藁本 *Ligusticum sinense* Oliv.

多年生草本。根茎入药。有发散风寒、祛湿止痛功效。治风寒感冒头痛、腹痛泄泻等。本品 10 ～ 15 克，水煎服。标本号 439。

968. 川芎 *Ligusticum chuanxiong* Hort.

多年生草本。根茎入药。祛风活血、行气止痛。治头痛、胁痛、腹痛、闭经、难产等。本品 6 ～ 10 克，水煎服。标本号 24。

969. 水芹 *Oenanthe javanica*（Bl.）DC.

多年生湿生草本。全草清热、利水。治燥热烦渴、黄疸、水肿、淋病、带下、瘰疬、痄腮。本品 10 ～ 15 克，水煎服。标本号 997。

970. 中华水芹 *Oenanthe sinensis* Dunn

多年水生草本。茎叶可供食用。标本号 1898。

971. 大齿山芹（大齿当归）*Ostericum grosseserratum*（Maxim.）Yuan et Shan

多年生草本。根入药。治脾胃虚寒、胃痛、咳嗽。本品 10 ～ 15 克，水煎服。标本号 1829。

972. 紫花前胡 *Peucedanum decursivi*

多年生草本。块根入药。疏散风热，降气化痰，抗血小板聚集，抗炎，抑制癌细胞。主治外感风热、肺热痰郁、咳喘痰多、痰黄稠黏、呃逆食少、胸膈满闷、低热。本品 10 ～ 15 克，水煎服。标本号 90。

973. 前胡（白花前胡）*Peucedanum praeruptorum* Dunn

多年生草本。根入药。解热、祛痰。治感冒咳嗽、支气管炎。本品 10 ～ 15 克，水煎服。标本号 1679。

974. 异叶茴芹 *Pimpinella diversifolia* DC.

多年生草本。全草散寒化积、祛污、消肿。治风寒感冒、痢疾、小儿疳积、皮肤瘙痒。本品 6 ～ 10 克，水煎服。标本号 636。

975. 薄片变豆菜 *Sanicula lamelligera* Hance

多年生草本。全草散风、清肺、化痰、行血。治感冒、咳嗽、哮喘、闭经。本品 10 ～ 15 克，水煎服。标本号 2285。

976. 变豆菜 *Sanicula chinensis* Bunge

多年生草本。全草入药。治毒蛇咬伤。本品捣烂外敷。标本号 1586。

977. 直刺变豆菜 *Sanicula orthacantha* S. Moore

多年生草本。全草入药。清热解毒。治麻疹后热毒未尽、耳热搔痒、跌打损伤。本品 6～10 克，水煎服。标本号 966。

978. 防风 *Saposhnikovia divaricata*（Turcz.）Schischk.

多年生草本。根能祛风解表、除湿止痛、止痉。用于感冒头痛、风湿痹痛、风疹瘙痒、破伤风。本品 6～10 克，水煎服。标本号 255。

979. 泽芹 *Sium suave* Walt.

多年生草本。全草入药。有散风寒，止头痛、降血压功效。主治感冒头痛、高血压等。本品 6～10 克，水煎服。标本号 446。

980. 窃衣 *Torilis scabra*（Thunb.）DC.

二年生草本。全草杀虫、解烟毒、消肿、消气、化痰。主治水肿。本品 10 克，水煎服。标本号 1229。

一三三、山茱萸科 Cornaceae

981. 毛梾 *Cornus walteri*（Wanger.）Sojak

落叶乔木。有解毒敛疮功效。主治漆疮。标本号 533。

982. 红瑞木 *Cornus*（*Swida*）*alba* Opiz

灌木。有清热解毒、止痢、止血功效。主治湿热痢疾、肾炎、风湿关节痛、目赤肿痛、中耳炎、咯血、便血等。本品 10～15 克，水煎服。标本号 2286。

983. 四照花 *Dendrobenthamia japonica*（DC.）Fang var. *chinensis*（Osborn.）Fang

落叶乔木。叶、果入药。清热解毒、利胆行水、消积杀虫。外治烧烫伤、外伤出血。取适量麻油炸，外涂。标本号 575。

984. 青荚叶 *Helwingia japonica*（Thunb.）Dietr.

落叶灌木。叶、果治痢疾、便血、痈疽疮肿、烫伤。可补虚弱。烧灰，麻油调搽。标本号 596。

985. 山茱萸（枣皮）*Cornus officinalis* Sieb. et Zucc.

落叶小乔木。栽培植物。果肉补肝肾、涩精气、固虚脱。治腰膝酸痛、耳鸣、肠瘘、遗精、小便频数、肝虚寒热、虚汗不止、心慌脉散、眩晕。本品 10～15 克，水煎服。标本号 998。

986. 灯台树 *Bothrocaryum controversum*（Hemsl.）Pojark.

落叶乔木。根、树皮入药。清热平肝、活血止痛。标本号 333。

一三四、鹿蹄草科 Pyrolaceae

987. 喜冬草（梅竺草）*Chimaphila japonica* Miq.

常绿草本状小半灌木。全草药用。有消炎、利尿、镇痛、滋补强壮功效。主治水肿。本品 6～10 克，水煎服。标本号 1。

988. 鹿蹄草 *Pyrola calliantha* H. Andr.

多年生草本。全草入药。有祛风除湿、强筋骨、止血功效。主治风湿。本品 10～15 克，水煎服。标本号 275。

989. 红花鹿蹄草 *Pyrola incarnata* Fisch. ex DC.

多年生草本。产薄刀峰。全草入药。功效与鹿蹄草同。标本号 1338。

990. 水晶兰 *Monotropa uniflora* Linn.

多年生肉质草本。全草入药。益气补虚。治肺阴虚咳嗽、咯血、小儿疳积、肺结核咳血。本品 6～10 克，水煎服。标本号 370。

一三五、杜鹃花科 Ericaceae

991. 云锦杜鹃 *Rhododendron fortunei* Lindl.

常绿灌木。根、叶、花入药。根治跌打损伤。花治皮肤抓破溃烂、咳嗽、白带。本品 6～10 克，水煎服。标本号 279。

992. 羊踯躅（闹羊花）*Rhododendron molle*（Blume）G. Don

落叶灌木。可作杀虫药和麻醉药用。有剧毒。标本号 41。

993. 白花杜鹃 *Rhododendron mucronatum*（Blume）G. Don

半常绿灌木。花、根、茎叶入药。具和血、散瘀功效。治吐血、痢疾、血崩、跌打损伤。本品 10～15 克，水煎服。标本号 2344。

994. 杜鹃（映山红）*Rhododendron simsii* Planch.

落叶灌木。花、果入药。和血调经、祛风湿。治月经不调、闭经、崩漏、跌打损伤、风湿痛、吐血、衄血等。本品 10～15 克，水煎服。标本号 460。

995. 南烛（乌饭树）*Vaccinium bracteatum* Thunb.

落叶灌木。果实入药。益肾固精、强筋明目。治久泻梦遗、赤白带下、久痢久泻。本品 10～15 克，水煎服。标本号 593。

一三六、紫金牛科 Myrsinaceae

996. 硃砂根 *Ardisia crenata* Sims

常绿灌木。全株入药。根叶有祛风湿、散瘀止痛、通经活络之效。本品 10～15 克，水煎服。标本号 521。

997. 紫金牛（矮脚茶）*Ardisia japonica*（Thunb.）Blume

常绿小灌木。全株入药。治肺结核、慢性气管炎、黄疸型肝炎及跌打损伤、风湿等。为民间常用中药。本品 10～15 克，水煎服。标本号 448。

998. 百两金 *Ardisia crispa*（Thunb.）A. DC.

常绿灌木。根、叶入药。有清热利湿、舒经活血功效。主治风湿。本品 6～10 克，水煎服。标本号 2289。

999. 杜茎山 *Maesa japonica*（Thunb.）Moritzi.

落叶藤木。全株入药。祛寒消肿。可治腰痛、头痛、眼目晕眩。茎叶外敷治跌打损伤，可止血。本品 15 克，水煎服。标本号 143。

一三七、报春花科 Primulaceae

1000. 点地梅 *Androsace umbellata*（Lour.）Merr.

二年生草本。全草入药。清热解毒、消肿止痛。治扁桃体炎、口腔炎、咽喉炎、急性结肠炎、跌打损伤等。本品捣敷。标本号 1002。

1001. 过路黄 *Lysimachia christinae* Hance

多年生草本。全草利湿退黄、利尿通淋、解毒消肿。用于湿热黄疸、胆胀胁痛、石淋、热淋、小便涩痛、腹肿疔疮、蛇虫咬伤。本品 10～15 克，水煎服。标本号 2349。

1002. 临时救 *Lysimachia congestiflora* Hemsl.

多年生草本。全草入药。治咳嗽多痰、咽喉肿痛、小儿疳积、腹泻。外用治蛇咬伤。本品 6～10 克，水煎服。标本号 2290。

1003. 泽珍珠菜 *Lysimachia candida* Lindl.

一年生草本。全草解热、凉血、活血。治痈疮肿毒、跌打损伤、疮疖。本品 6～10 克，水煎服。标本号 269。

1004. 红根草（星宿菜）*Lysimachia fortunei* Maxim.

多年生草本。全草入药。有清热解毒、活血调经、镇痛作用。治感冒发热、咳嗽哮喘、痢疾、肠炎、肝炎、疟疾、风湿性关节炎、经痛、闭经、乳腺炎、毒蛇咬伤、跌打损伤等。本品 10～15 克，水煎服。标本号 440。

1005. 金爪儿 *Lysimachia grammica* Hance

多年生草本。全草民间入药。治跌打损伤、蛇虫咬伤。本品 10～15 克，水煎服。标本号 1011。

1006. 点腺过路黄 *Lysimachia hemsleyana* Maxim.

多年生草本。全草有清湿热、通经功效。主治肝炎、肾盂肾炎、膀胱炎、闭经等。本品 10～15 克，水煎服。标本号 1574。

1007. 轮叶过路黄 *Lysimachia klattiana* Hance

多年生草本。全草民间药用。治高血压、肺结核咯血和外伤出血、毒蛇咬伤等。本品 10 ～ 15 克，水煎服。标本号 1195。

1008. 黑腺珍珠菜 *Lysimachia heterogenea* Klatt

多年生草本。全草入药。有行气破血、消肿解毒之效。治闭经、蛇虫咬伤。本品 10 ～ 15 克，水煎服。标本号 1574。

1009. 叶头过路黄 *Lysimachia phyllocephala* Hand.-Mazz.

多年生草本。全草入药。用于黄疸病。本品 15 ～ 20 克，水煎服。标本号 518。

1010. 疏头过路黄 *Lysimachia pseudohenryi* Pamp.

多年生草本。全草治肾结石。标本号 441。

1011. 腺药珍珠菜 *Lysimachia stenosepala* Hemsl.

多年生草本。全草入药。行气破血、消肿解毒。治闭经、劳伤、疔疮。本品 15 ～ 20 克，水煎服。标本号 909。

1012. 报春花 *Primula malacoides* Franch.

二年生草本。全草入药。退热消肿、止痛。标本号 369。

1013. 珍珠菜 *Pogostemon auricularius*（L.）Kassk.

多年生草本。全草入药。有消炎活血、祛风湿之效。治月经不调、白带、风湿性关节炎、乳腺炎、小儿疳积、口鼻出血、跌打损伤、蛇虫咬伤等。本品 10 ～ 15 克，水煎服。标本号 226。

一三八、柿树科 Ebenaceae

1014. 柿 *Diospyros kaki* Thunb.

落叶乔木。柿蒂降逆止呕，用于呃逆。本品 10 克，水煎服。标本号 736。

1015. 野柿（牛眼柿）*Diospyros kaki* Thunb. var. *silvestris* Makino

落叶乔木。果可榨柿汁，树木材用。柿蒂降逆气。止呃感、呕哕。主治呃气。本品 6 ～ 10 克，水煎服。标本号 551。

1016. 君迁子（柿枣）*Diospyros lotus* Linn.

落叶乔木。果实止渴，去烦热，令人润泽。标本号 309。

一三九、山矾科 Symplocaceae

1017. 华山矾 *Symplocos chinensis*（Lour.）Druce

落叶灌木。有小毒。有清热利湿、止血生肌功效。主治痢疾、泄泻、创伤出血、烧烫伤、溃疡。本品烧灰，麻油调搽。标本号 1016。

1018. 白檀 *Symplocos paniculata*（Thunb.）Miq.

落叶灌木。全株入药。消炎、软坚、调气、散风、解毒。治乳腺炎、淋巴腺炎、疝气、胃癌、疮疖、乳痈。本品 10 ～ 15 克，水煎服。标本号 545。

1019. 山矾 *Symplocos sumuntia* Buch.-Ham. ex D. Don

常绿乔木。根入药，治黄疸、关节炎。叶治顽癣。本品 10 ～ 15 克，水煎服。标本号 1583。

1020. 四川山矾 *Symplocos setchuensis* Brand

落叶乔木。有行水、止喘功效。主治水湿胀满、咳嗽、喘逆。本品 10 ～ 15 克，水煎服。标本号 2732。

一四〇、安息香科 Styracaceae

1021. 垂珠花 *Styrax dasyanthus* Perk.

落叶乔木。叶入药。润肺止咳。治肺燥、咳嗽。标本号 1549。

1022. 野茉莉 *Styrax japonicus* Sieb. et Zucc.

落叶灌木。叶入药。花清火，治牙痛、风湿。果汁治关节痛。本品 10 ～ 15 克，水煎服。标本号 649。

1023. 玉铃花 *Styrax obassia* Sieb. et Zucc.

落叶灌木。果实药用。除蛲虫。标本号 679。

一四一、木犀科 Oleaceae

1024. 流苏树 *Chionanthus retusus* Lindl. et Paxt.

落叶小乔木。嫩叶可代茶。标本号 1482。

1025. 雪柳 *Fontanesia fortunei* Carr.

落叶灌木。有活血散瘀，消肿止痛功效。主治骨折、跌打损伤及关节扭伤的红肿疼痛、风湿性关节炎。为非常好的蜜源植物。本品 10 ～ 15 克，水煎服。标本号 1483。

1026. 连翘 *Forsythia suspensa*（Thunb.）Vahl

落叶灌木。种子入药。主治风热感冒、疮毒。本品 10 ～ 15 克，水煎服。标本号 620。

1027. 金钟花 *Forsythia viridissima* Lindl.

落叶灌木。全株入药。药效同连翘，可退热消肿、止痛。主治疮毒。本品 10 ～ 15 克，水煎服。标本号 25。

1028. 小叶白蜡树 *Fraxinus bungeana* DC.

落叶灌木。有清热燥湿、清肝明目、平喘止咳功效。主治热毒泻痢、目赤肿痛、目生翳障、痢疾、咳嗽。本品 10 ～ 15 克，水煎服。标本号 25。

1029. 白蜡树 *Fraxinus chinensis* Roxb.

落叶乔木。树皮入药。有清热燥湿、止痢、明目功效。标本号 2156。

1030. 水曲柳 *Fraxinus mandschurica* Rupr.

落叶乔木。枝叶有清热燥湿、清肝明目、活血调经功效。蜡有止血生肌、续筋接骨功效。主治痢疾、目赤肿痛、羞明流泪、月经不调、白带、崩漏、慢性支气管炎、急性结膜炎、疟疾。本品 10 ～ 15 克，水煎服。外用治牛皮癣。标本号 443。

1031. 苦枥木 *Fraxinus insularis* Hemsl.

落叶乔木。枝、叶入药。外用治风湿痹痛。标本号 1484。

1032. 女贞 *Ligustrum lucidum* Ait.

常绿乔木。种子滋补肝肾、明目乌发。用于肝肾阴虚、眩晕耳鸣、腰膝酸软、须发早白、目眩不明、内热消渴、骨蒸潮热。主治肝肾两虚眩晕。本品 6 ～ 15 克，水煎服。标本号 1010。

1033. 小蜡 *Ligustrum sinense* Lour.

落叶灌木。树皮、叶入药。清热解毒、活血消肿。标本号 874。

1034. 迎春 *Jasminum nudiflorum* Lindl.

落叶灌木。花、叶入药。有活血、消肿功效。标本号 1718。

1035. 茉莉花 *Jasminum sambac*（L.）Ait.

常绿灌木。叶、花药用。花有理气、开郁、辟秽、和中功效。治毒疮，消瘿瘤。用其洗眼，治结膜炎。用菜油浸泡，滴入耳内，治耳心痛。标本号 1012。

1036. 蜡子树 *Ligustrum molliculum* Hance

落叶灌木。茎、皮入药。有体外抑菌、抗炎、降压功效。主治头痛、牙痛、水肿、湿疮、疥癣、蛇咬伤、肝硬化等。本品 10 ～ 15 克，水煎服。标本号 714。

一四二、马钱科 Loganiaceae

1037. 醉鱼草 *Buddleja lindleyana* Fort.

落叶灌木。种子揉汁可醉鱼。全草祛风、杀虫、活血。治流行性感冒、咳嗽、哮喘、风湿关节痛、蛔虫病、钩虫病、跌打损伤、外伤出血、痄腮、瘰疬、支气管炎。本品 6 ～ 10 克，水煎服。标本号 281。

1038. 蓬莱葛（多花蓬莱葛）*Gardneria multiflora* Makino

半常绿藤本。根、种子入药。治风湿性关节炎、外伤出血。标本号 1552。

一四三、龙胆科 Gentianaceae

1039. 獐牙菜 *Swertia bimaculata*（Sieb. et Zucc.）Hook. f. et Thoms. ex C. B. Clarke

一年生草本。全草清热、健胃、利湿。治消化不良、胃炎、黄疸、火眼、牙痛、口疮。本品 6 ～ 10 克，水煎服。标本号 483。

1040. 金银莲花 *Nymphoides indica*（L.）O. Kuntze

水生草本。全草入药。生津养胃。标本号 1346。

1041. 莕菜 *Nymphoides peltatum*（Gmel.）O. Kuntze

多年生草本。全草药用。清热利尿、消肿解毒等。治诸疮肿痛、热淋、疮毒性肾炎等。本品 6 ～ 10 克，水煎服。标本号 1577。

1042. 双蝴蝶 *Tripterospermum chinense*（Migo）H. Smith

多年生缠绕草本。全草清肺止咳、解毒消肿。治肺热咳嗽、肺痨咯血、肺痈、肾炎、疮痈疖肿。本品 10 ～ 15 克，水煎服。标本号 1515。

一四四、夹竹桃科 Apocynaceae

1043. 长春花 *Catharanthus roseus*（L.）G. Don

半灌木。全草提取长春花碱，治高血压，可试治白血病及淋巴肿瘤等。本品 6 ～ 10 克，水煎服。标本号 1546。

1044. 夹竹桃 *Nerium indicum* Mill.

常绿灌木。有毒。叶或树皮强心利尿、祛痰定喘、镇痛、祛瘀。治心力衰竭、喘息咳嗽、癫痫、跌打损伤。本品 6 ～ 10 克，水煎服。标本号 619。

1045. 白花夹竹桃 *Nericum indicum* cv. *Paihua*

常绿灌木。花有香气。有催吐、镇痉功效。标本号 2056。

1046. 络石（爬岸藤）*Trachelospermum jasminoides*（Lindl.）Lem.

常绿木质藤本。根、茎、叶、果入药。有活血、通络、温肾功效。主治跌打损伤、风湿痛、关节炎，但乳汁有毒，对心脏有毒害作用。花可提取浸膏。标本号 360。

一四五、萝藦科 Asclepiadaceae

1047. 牛皮消 *Cynanchum auriculatum* Royle ex Wight

蔓状半灌木。全株及块根入药。有养阴清热、润肺止咳功效。主治神经衰弱、胃及十二指肠溃疡、痢疾、肾炎、水肿、咳嗽等。本品 10 ～ 15 克，水煎服。

外用捣敷治毒蛇咬伤、疔疮及烫伤。标本号 1019。

1048. 蔓剪草 *Cynanchum chekiangense* M. Cheng ex Tsiang et P. T. Li

蔓状多年生草本。根入药。煎水可治跌打损伤，捣碎外敷治疥疮。标本号 1492。

1049. 竹灵消 *Cynanchum inamoenum*（Maxim.）Loes.

多年生草本。根入药。有除烦清热、散毒、通疝气功效。标本号 2932。

1050. 朱砂藤 *Cynanchum officinale*（Hemsl.）Tsiang et Zhang

藤状灌木。民间用根入药。有补虚镇痛功效。治狂犬病、毒蛇咬伤。主治癫痫。本品 6 ～ 10 克，水煎服。标本号 1148。

1051. 徐长卿 *Cynanchum paniculatum*（Bunge）Kitagawa

多年生草本。全草祛风化湿、止痛、止痒。用于风湿痹痛、胃痛胀滞、牙痛、腰痛、跌打伤痛、风疹、湿疹。本品 10 ～ 15 克，水煎服。标本号 289。

1052. 柳叶白前 *Cynanchum stauntonii*（Decne.）Schltr. ex Levl.

直立半灌木。根或根块作中药"白前"入药。有清肺化痰、止咳平喘功效。主治咳喘。本品 10 ～ 15 克，水煎服。标本号 1360。

1053. 隔山消 *Cynanchum wilfordii*（Maxim.）Hemsl.

草质藤本。根药用。滋养补血、健胃，外用治疮毒。主治消化不良。本品 5 ～ 10 克，水煎服。标本号 1344。

1054. 鹅绒藤 *Cynanchum chinense* R. Br.

多年生草本。产笔架山。全株药用。作祛风剂。标本号 1757。

1055. 白薇 *Cynanchum atratum* Bung

多年生草本。根及根状茎入药。有除虚烦、清热消肿、生肌止痛、凉血利尿功效。治产后虚烦呕逆、阴虚潮热、热病后期低烧不退、小便淋沥、肾炎、尿路感染、水肿、支气管炎、风湿性腰腿痛等症。本品 6 ～ 10 克，水煎服。标本号 761。

1056. 华萝藦 *Metaplexis hemsleyana* Oliv.

多年生藤本。根、茎、叶、果实入药。根治跌打损伤、毒蛇咬伤。茎叶治小儿疳积。果实治劳伤。本品适量捣烂外敷。标本号 2832。

1057. 杠柳 *Periploca sepium* Bunge

攀援灌木。根皮在中药中称"香五加皮"，可入药。茎皮也供药用。但茎皮、根皮均有毒，宜慎用。根皮可用作农药。标本号 1766。

1058. 娃儿藤（七层楼）*Tylophora ovata*（Lindl.）Hook. ex Steudel

多年生藤本。民间用根入药。治小儿惊风、白喉、关节肿痛、跌打损伤、毒蛇咬伤等。本品 10 ～ 15 克，水煎服。标本号 917。

1059. 青龙藤 *Biondia henryi*（Warb. ex Schltr. et Diels）Tsiang et P. T. Li

草质藤本。全株入药。舒筋活血、理气止痛。治跌打损伤、下肢麻木、牙痛。本品适量捣烂外敷。标本号 1001。

1060. 绿萝 *Epipremnum aureum*

多年生藤本。有活血散瘀功效。主治跌打损伤。标本号 2027。

一四六、旋花科 Convolvulaceae

1061. 马蹄金 *Dichondra repens* Forst.

多年生草本。全草清热、解毒、利水、活血。治黄疸、痢疾、跌打损伤。本品 6～10 克，水煎服。标本号 1638。

1062. 打碗花 *Calystegia hederacea* Wall. ex. Roxb.

一年生草本。全草入药。调经活血、滋阴补虚、健脾益胃、利尿。治月经不调、白带、脾虚、消化不良、糖尿病等。本品 10～15 克，水煎服。标本号 1592。

1063. 旋花 *calystegia sepium*（L.）R. Br.

多年生草本。根入药。治白带、白浊、疝气、疮疖等。本品 10～15 克，水煎服。标本号 87。

1064. 田旋花 *Convolvulus arvensis* L.

多年生草本。产笔架山。全草入药。有调经活血、滋阴补虚、利尿功效。主治闭经。本品 10～15 克，水煎服。标本号 930。

1065. 菟丝子（无根藤）*Cuscuta chinensis* Lam.

寄生缠绕草本。全草清热利湿、凉血解毒。治热咳、黄疸、痢疾、血淋、疥疮、烫伤。本品 10 克，煎服。标本号 1764。

1066. 金灯藤 *Cuscuta japonica* Choisy

一年生寄生草本。功效同菟丝子。标本号 140。

1067. 土丁桂 *Evolvulus alsinoides*（L.）L.

多年生草本。全草入药。散瘀止痛、清湿热。治小儿结肠炎、消化不良、白带、气管炎、咳嗽、跌打损伤、腰腿疼、头晕目眩、尿路感染、血尿、结膜炎及毒蛇咬伤。本品 6 克，水煎服。标本号 1487。

1068. 蕹菜 *Ipomoea aquatica* Forsk.

一年生草本。全草入药。清热解毒、凉血。治胎毒。本品 6～10 克，水煎服。标本号 664。

1069. 番薯（苕）*Ipomoea batatas*（L.）Lam.

一年生草本。全株入药。有清热利湿、润肺止咳、排脓等功效。主治便秘。现代研究表明其为防癌食品。适量食用。标本号 2157。

1070. 北鱼黄草 *Merremia sibirica*（L.）Hall. f.

缠绕草本。全草入药。用于跌打损伤。本品捣烂外敷伤处。标本号 2158。

1071. 牵牛 *Pharbitis nil*（L.）Choisy

一年生草本。种子入药。有小毒。治水肿，外敷治雀斑。本品捣碎外搽。标本号 258。

1072. 圆叶牵牛 *Pharbitis purpurea*（L.）Voisgt

一年生缠绕草本。种子泻水、下气、杀虫。治水肿、喘咳、痰饮、脚气、虫积食滞、大便秘结。本品 10 ～ 15 克，水煎服。标本号 252。

1073. 飞蛾藤 *Porana racemosa* Roxb.

攀援灌木。全株入药。破血行气、消食化积。主治消化不良。本品 6 ～ 10 克，水煎服。标本号 1066。

1074. 茑萝（狮子草）*Quamoclit pennata*（Desr.）Boj.

一年生草本。全草解热，治耳疔、痔漏、刀伤出血、水肿。外敷治雀斑、痔疮。本品 10 ～ 15 克，水煎服。标本号 724。

一四七、紫草科 Boraginaceae

1075. 柔弱斑种草 *Bothriospermum tenellum*（Hornem.）Fisch. et Mey.

一年生草本。全草入药。祛风理肺、行气逐瘀。治咳嗽失音、痰中带血、遗尿、白带、声嘶。本品 6 ～ 10 克，水煎服。标本号 815。

1076. 厚壳树 *Ehretia thyrsiflora*（Sieb. et Zucc.）Nakai

落叶乔木。全株药用。用于风湿骨痛、子宫脱垂、脱肛等。主治风湿。本品 10 ～ 15 克，水煎服。标本号 1488。

1077. 梓木草 *Lithospermum zollingeri* DC.

多年生草本。果实温中、健胃、消肿止痛。治胃胀泛酸、胃寒疼痛、跌打损伤、骨折。本品 10 ～ 15 克，水煎服。标本号 1448。

1078. 聚合草 *Symphytum*（*osperum*）*cofficinale* L.

多年生草本。根茎药用。可刺激新细胞生长，清热解毒。可治血热。本品 10 ～ 15 克，水煎服。外用治创伤，可促进伤口愈合。标本号 2057。

1079. 盾果草 *Thyrocarpus sampsonii* Hance

一年生草本。全草入药。清热解毒、消肿。治疔疮、痢疾、肠炎、疮疖。本品 10 ～ 15 克，水煎服，也可外敷。标本号 1773。

1080. 附地菜 *Trigonotis peduncularis*（Trev.）Benth. ex Baker et Moore

一年生草本。全草治遗尿、发背、热肿、手脚麻木、赤白痢疾。本品 10 ～ 15 克，水煎服。标本号 307。

一四八、马鞭草科 Verbenaceae

1081. 紫珠 *Callicarpa bodinieri* Levl.

落叶灌木。叶可凉血、收敛、止血、散瘀、解毒、消肿。用于衄血、咯血、吐血、便血、崩漏、外伤出血、热毒疮疡、水火烫伤。本品 10 ～ 15 克，水煎服。标本号 426。

1082. 老鸦糊 *Callicarpa giraldii* Hesse ex Rehd.

落叶灌木。嫩枝叶及根入药。祛风除湿、散瘀、清热解毒、止血。主治风湿。本品 10 ～ 15 克，水煎服。标本号 1491。

1083. 毛叶老鸦糊 *Callicarpa giraldii* Hesse ex Rehd. var. *lyi*（Levl.）C. Y. Wu

落叶灌木。同老鸦糊用途。标本号 2933。

1084. 华紫珠 *Callicarpa cathayana* H. T. Chang

落叶灌木。民间用根入药。治发热、痢疾，止痒。叶治吐血、便血、崩漏、创伤出血等。主治痢疾。本品 10 ～ 15 克，水煎服。标本号 888。

1085. 白棠子树 *Callicarpa dichotoma*（Lour.）K. Koch

落叶灌木。根、叶入药。清热解毒、凉血止血。标本号 872。

1086. 珍珠风 *Callicarpa bodinieri* levl.

落叶灌木。根、叶、果入药。清热、凉血、止血、祛风、除湿。主治痔疮出血。本品 10 ～ 15 克，水煎服。标本号 1489。

1087. 兰香草（夜槐楂）*Caryopteris incana*（Thunb.）Miq.

小灌木。全株入药。有疏风解表、祛痰止咳、舒筋活络、散瘀止痛功效。治感冒发热、风湿骨痛、慢性气管炎、百日咳、产后瘀血作痛等。外用治跌打损伤、毒蛇咬伤、疮肿、湿疹及生漆过敏等。主治支气管炎。本品 10 ～ 15 克，水煎服。标本号 429。

1088. 臭牡丹 *Clerodendrum bungei* Steud.

落叶灌木。全株有异味，花可供观赏。茎叶活血散瘀、消肿解毒。治痈疽、疔疮、乳腺炎、关节炎、湿疹、牙痛、痔疮、脱肛。主治风湿、痔疮。本品 10 克，水煎服。标本号 1023。

1089. 大青 *Clerodendrum cyrtophyllum* Turcz.

落叶灌木。根、叶入药。清热泻火、利尿、凉血、解毒等。治乙脑、流脑、感冒高热、痢疾、黄疸、咽喉肿痛、热毒等。本品 10 ～ 15 克，水煎服。标本号 1183。

1090. 海州常山 *Clerodendrum trichotomum* Thunb.

落叶灌木。全株入药。有祛风湿、清热利尿、止痛、平肝降压功效。煎汤外用可为牛马灭虱。主治热淋。本品 15 克，水煎服。标本号 522。

1091. 马缨丹 *Lantana camara* L.

落叶半灌木。栽培植物。叶、皮消肿、解毒、祛风止痒。花可止血。主治风疹。本品 10～15 克，水煎服。标本号 753。

1092. 豆腐柴（观音豆腐楂）*Premna microphylla* Turcz.

落叶半灌木。茎、叶清热、消肿。治泻痢、痈疖、肿毒、创伤出血。干品碾末以油拌和涂敷，可治烧伤、疮疖。本品 10～15 克，水煎服。标本号 654。

1093. 马鞭草 *Verbena officinalis* Linn.

多年生草本。全草清热解毒、活血化瘀、利水消肿。治外感发热、黄疸、水肿、痢疾、淋病、闭经等。本品 10～15 克，水煎服。标本号 16。

1094. 黄荆 *Vitex negundo* Linn.

落叶灌木。根可驱蛲虫，茎叶可治久痢。种子性清凉，可镇静、镇痛。民间用碎叶治脚气。主治休息痢。本品 6～10 克，水煎服。标本号 246。

1095. 牡荆 *Vitex negundo* Linn. var. *cannabifolia* (Sieb. et Zucc.) Hand.-Mazz.

落叶灌木。用途同黄荆。标本号 245。

1096. 单叶蔓荆 *Vitex trifolia* L. var. *simplicifolia* Cham.

落叶灌木。果实入药。治感冒风热、神经性头痛、风湿骨痛、赤眼等。主治偏头痛。本品 10～15 克，水煎服。标本号 225。

一四九、唇形科 Labiatae

1097. 藿香 *Agastache rugosa* (Fisch. et Mey.) O. Ktze.

多年生草本。全草快气、和中、辟秽、祛湿。治感冒暑湿、寒热、头痛、胸脘痞闷、呕吐泄泻、痢疾、口臭。本品 6～10 克，水煎服。标本号 128。

1098. 金疮小草 *Ajuga decumbens* Thunb.

一或二年生草本。全草入药。化痰止咳、清热解毒、止痛消肿。治感冒、高血压、咽喉炎、急性结膜炎、胃肠炎、吐血、衄血、内外伤出血、痈疽疔疮、蛇虫咬伤。本品 6～10 克，水煎服。标本号 1628。

1099. 紫背金盘 *Ajuga nipponensis* Makino

一或二年生草本。用途同金疮小草。标本号 242。

1100. 水棘针 *Amethystea caerulea* Linn.

一年生草本。可作荆芥代用品。标本号 750。

1101. 风轮菜 *Clinopodium chinense* (Benth.) O. Ktze.

多年生草本。用途同灯笼草。全草药用。活血止血、祛风散热、解毒消肿。治功能失调性子宫出血、衄血、吐血、尿血、便血、感冒头痛、腹痛、胆囊炎、黄疸型肝炎及外伤出血、疔疮、痔漏。本品6～10克，水煎服。标本号442。

1102. 细风轮菜 *Clinopodium gracile* (Benth.) Matsum.

纤细草本。全草入药。清热、解毒、消肿止痛。治感冒头痛、中暑腹痛、咽喉肿痛、乳腺炎、肠炎、痢疾、无名肿毒和过敏性皮炎。本品6～10克，水煎服。标本号716。

1103. 灯笼草（荫风轮，断血流）*Clinopodium polycephalum* (Vaniot) C. Y. Wu et Hsuan

直立多年生草本。用途同风轮菜。地上部分收敛止血。用于崩漏、尿血、鼻衄、牙龈出血、创伤出血等各种出血。本品10～15克，水煎服。标本号2354。

1104. 五彩苏 *Coleus scutellarioides* (L.) Benth.

多年生草本。茎、叶入药。用于痈疮肿毒。捣烂外敷。标本号923。

1105. 香薷 *Elsholtzia ciliata* (Thunb.) Hyland.

一年生草本。全草入药。治胃肠炎、夏季感冒、腹痛吐泻。标本号717。

1106. 野苏子 *Pedicularis grandiflora* Fisch.

一年生草本。种子入药。清热解毒。治感冒、疔疮、鼻渊、喉蛾等。本品6～10克，水煎服。标本号1935。

1107. 鸡骨柴 *Elsholtzia fruticosa* (D. Don) Rehd.

落叶灌木。叶可止血。标本号1785。

1108. 海州香薷 *Elsholtzia splendens* Nakai

多年生草本。花可提花香油。全草发汗解暑、行水散湿、温胃调中。治夏热感冒畏寒、头痛发热、恶寒无汗、胸痞腹痛、呕吐腹泻、水肿、脚气、中暑。本品6～10克，水煎服。标本号38。

1109. 野草香 *Elsholtzia cypriani* (Pavol.) C. Y. Wu et S. Chow

一年生草本。产罗田山区。全草入药。清热解毒。治风寒感冒。花序可止血。本品6～10克，水煎服。标本号1217。

1110. 白透骨消 *Glechoma biondiana* (Dlels) C. Y. Wu et C. Chen

多年生蔓状草本。全草有舒筋止痛、活血消肿功效。主治筋骨痛、外伤红肿。标本号1234。

1111. 活血丹（连钱草）*Glechoma longituba* (Nakai) Kupr

多年生草本。全草清热、利尿、镇咳、消肿、解毒。治黄疸、水肿、膀胱结石、疟疾、肺痈、咳嗽、吐血、淋浊、带下、风湿痹痛、小儿疳积、痈肿、疮癣、疮疖、湿疹。标本号 367。

1112. 细齿异野芝麻 *Heterolamium debile* (Hemsl.) C. Y. Wu var. *cardiophyllum* (Hemsl.) C. Y. Wu

多年生草本。全草入药。解表除烦、调中止呕。治头痛、发热。主治感冒。本品 10 ～ 15 克，水煎服。标本号 1833。

1113. 粉红动蕊花 *Kinostemon alborubrum* (Hemsl.) C. Y. Wu et S. Chow

多年生草本。全草入药。清热解毒。治劳伤、风湿疼痛。本品 10 克，水煎服。标本号 2936。

1114. 宝盖草 *Lamium amplexicaule* Linn.

二年生草本。全草入药。祛风、通经、消肿、止痛。治筋骨疼痛、四肢麻木、跌打损伤、瘰疬、风湿。本品 10 ～ 15 克，水煎服。标本号 523。

1115. 野芝麻 *Lamium barbatum* Sieb. et Zucc.

多年生草本。全草治肺热咳血、血淋、白带、月经不调、小儿虚热、跌打损伤、肿毒。主治支气管扩张。本品 6 ～ 15 克，水煎服。标本号 565。

1116. 益母草 *Leonurus artemisia* (Laur.) S. Y. Hu

一或二年生草本。全草活血调经、利尿消肿、清热解毒。用于月经不调、痛经闭经、恶露不尽、水肿尿少、疮疡肿毒。本品 10 ～ 15 克，水煎服。标本号 15。

1117. 白花益母草 *Leonurus artemisia* (Laur.) S. Y. Hu var. *albiflorus* (Migo) S. Y. Hu

二年生草本。全草入药，功效同益母草。标本号 2937。

1118. 錾菜 *Leonurus pseudomacranthus* Kitagawa

多年生草本。全草主破血。产后腹痛，煮汁服之，亦捣碎敷疔疮。主治恶露不尽。本品 10 ～ 15 克，水煎服。标本号 1657。

1119. 硬毛地笋（地藕）*Lycopus lucidus* Turcz. var. *hirtus* Regel

多年生草本。地上部分入药。活血祛瘀、利水消肿、通经。治跌打损伤、闭经。本品 10 ～ 15 克，水煎服。块根可食用。标本号 60。

1120. 走茎华西龙头草 *Meehania fargesii* (Levl.) C. Y. Wu var. *radicans* (Vaniot) C. Y. Wu

多年生草本。全草入药。清热解毒、杀虫。治蛇咬伤。本品适量捣敷。标本号 1171。

1121. 薄荷 *Mentha haplocalyx* Briq.

多年生草本。全草入药。疏散风热。治感冒头痛、目赤、咽痛、口疮、皮肤瘙痒。本品 6 ～ 10 克，水煎服。标本号 56。

1122. 留兰香 *Mentha spicata* Linn.

多年生草本。全草入药。疏风散热。治伤风感冒。标本号 628。

1123. 小花荠苧 *Mosla cavaleriei* Levl.

一年生草本。全草入药。发汗解暑、健脾利湿、止痒、解蛇毒。治狂犬咬伤、蛇咬伤、中暑、急性胃肠炎、风疹。本品 10 克，水煎服。标本号 504。

1124. 石香薷 *Mosla chinensis* Maxim.

一年生草本。全草入药。用于感冒头痛、黄疸、痢疾、小儿疳积、蛇伤。本品 6 ～ 10 克，水煎服。标本号 1659。

1125. 小鱼仙草 *Mosla dianthera* (Buch.-Ham.) Maxim.

一年生草本。全草入药。祛风理气。标本号 1320。

1126. 石荠苧 *Mosla scabra* (Thunb.) C. Y. Wu et H. W. Li

一年生草本。全草入药。除湿祛风、解暑、止血、消肿解毒、抗疟。治中暑高热、慢性支气管炎、外伤出血、疟疾、痱子、无名肿毒、痔疮出血、蜈蚣咬伤。主治疟疾。本品 10 ～ 15 克，水煎服。标本号 1786。

1127. 荆芥 *Nepeta cataria* Linn.

多年生草本。全草入药。清凉祛风。本品 6 ～ 10 克，水煎服。标本号 55。

1128. 罗勒（醒头菜） *Ocimum basilicum* Linn.

一年生草本。全草入药。化湿健胃、祛风活血。治肠胃胀满、消化不良、肠炎、腹泻、外感风寒、跌打损伤、瘀肿、风湿性关节炎。茎叶为妇科要药，可使分娩前血行良好。小坚果入药，名光明子，能清热解毒、明目退翳，治目赤肿痛、眼生翳膜。鲜叶代茶，清凉消暑、化痰健胃。主治风湿。本品 6 ～ 10 克，水煎服。标本号 2058。

1129. 牛至 *Origanum vulgare* Linn.

多年生草本。地上部分入药。清热解毒、化湿止痛。治急性结膜炎、风热感冒、呕吐、腹泻、黄疸、小儿疳积。本品 6 ～ 10 克，水煎服。标本号 457。

1130. 紫苏 *Perilla frutescens* (L.) Britt.

一年生草本。茎、叶、果实入药。发表散寒、理气宽中、止呕安胎、祛痰定喘。治风湿感冒、头痛、咳嗽、胸腹胀满、胎动不安等。适量煎服。标本号 61。

1131. 回回苏（鸡冠紫苏） *Perilla frutescens* (Linn.) Britt. var. *crispa* (Thunb.) Hand.-Mazz.

一年生草本。全草有散寒解表、宣肺止咳、理气和中、安胎、解毒功效。本品 6 ～ 10 克，水煎服。标本号 1654。

1132. 糙苏 *Phlomis umbrosa* Turcz.

多年生草本。民间药用。消肿、生肌、补肝肾、壮腰膝、消水肿、安胎。

本品 6 ～ 10 克，水煎服。标本号 1698。

1133. 夏枯草 *Prunella vulgaris* Linn.

多年生草本。全草入药。清肝、散结、利尿。治高血压、肝热头痛、头晕、淋巴结核、目赤肿痛、淋病等。主治瘿瘤、瘰疬。本品 15 克，水煎服。亦可代茶。标本号 72。

1134. 紫背金盘（破絮包）*Prunella vulgaris* L. var *albiflora* Koidz

为夏枯草变种，用途同夏枯草。标本号 876 号。

1135. 香茶菜 *Rabdosia amethystoides* (Benth.) Hara

多年生草本。全草入药。清热解毒、活血破瘀。治湿热、黄疸、跌打损伤、筋骨酸痛、毒蛇咬伤等。本品 10 ～ 15 克，水煎服。标本号 1265。

1136. 显脉香茶菜 *Isodon nervosus* (Hemsl.) Kudo

多年生草本。全草入药。清热利湿、解毒。治急性传染性肝炎、毒蛇咬伤，外用治疮疡、湿疹及皮肤瘙痒等。本品 6 ～ 10 克，水煎服。标本号 1343。

1137. 白花丹参 *Salvia nervosa* (Hemsl.) C. Y. Wu et H. W. Li

多年生草本。功能同丹参。标本号 2175。

1138. 丹参 *Salvia miltiorrhiza* Bunge

多年生草本。全草活血祛瘀、安神宁心、排脓、止痛。治心绞痛、月经不调、经痛、闭经、血崩带下、骨节疼痛、心悸不眠等。主治冠心病、闭经。本品 10 ～ 15 克，水煎服。标本号 6。

1139. 南丹参 *Salvia bowleyana* Dunn

多年生草本。用途同丹参。标本号 725。

1140. 血盆草 *Salvia cavaleriei* var. *simplicifolia* Stib.

一年生草本。全草入药。有清湿热、止血、利湿功效。主治吐血、咳血、刀伤出血、赤痢、产后寒及血崩。根补益气、调经、止血、祛风湿，用于月经不调、阴挺、崩漏、带下病、恶疮肿毒、疥疮等。本品 10 ～ 15 克，水煎服。标本号 2939。

1141. 华鼠尾草 *Salvia chinensis* Benth.

一年生草本。全草有调经活血功效。主治肝炎、面神经麻痹、乳腺炎、痈疖、痛经、骨痛、风湿、疥疮等。本品 10 ～ 15 克，水煎服。标本号 715。

1142. 京黄芩 *Scutellaria pekinensis* Maxim.

一年生草本。全草清热解毒。主治跌打损伤。标本号 1302。

1143. 朱唇 *Salvia coccinea* Linn.

一年或多年生草本。全草凉血止血、清热利湿。治妇女血崩、高热、腹痛不适、子宫出血。本品 10 ～ 15 克，水煎服。标本号 1623。

1144. 紫花皖鄂丹参 *Salvia paramiltiorrhiza* H. W. Li et X. L. Huang f. *purpureorubra* H. W. Li

多年生草本。功效同丹参。标本号 1940。

1145. 荔枝草 *Salvia plebeia* R. Br.

二年生草本。全草入药。清热解毒、利尿消肿、凉血、止血。治扁桃体炎、口腔炎、慢性肾炎、肺结核咳血、血小板减少性紫癜等，外用治痈肿、痔疮、乳腺炎及各种出血。本品 10 ～ 15 克，水煎服。标本号 1724。

1146. 拟丹参（紫花浙皖丹参）*Salvia sinica* Migo f. *purpurea* H. W. Li

多年生草本。功效同丹参。标本号 2941。

1147. 一串红 *Salvia splendens* Ker-Gawl.

亚灌木状草本。花入药。祛风除湿、活血调经。治月经不调、经来腹痛。本品 6 ～ 10 克，水煎服。标本号 1655。

1148. 裂叶荆芥 *Nepeta tenuifolia* (Benth.)

一年生草本。全草及花序入药。解表祛风，多用于发表。治风寒感冒、头痛、咽喉肿痛等。炒炭止血，治吐血、衄血、便血等。主治风寒感冒。本品 10 ～ 15 克，水煎服。标本号 541。

1449. 半枝莲 *Scutellaria barbata* D. Don

多年生草本。全草入药。清热解毒、祛瘀消肿。用于防癌。本品 15 ～ 50 克，水煎服。标本号 355。

1150. 岩藿香 *Scutellaria franchetiana* Levl.

多年生草本。全草入药。清热凉血、化瘀消肿、止咳。治风湿咳嗽、跌打损伤、红肿疼痛。主治咳嗽。取本品 6 ～ 10 克，水煎服。标本号 747。

1151. 韩信草 *Scutellaria indica* Linn.

多年生草本。全草入药。清热解毒、活血消肿。治疔疮肿毒、跌打损伤、蛇虫咬伤。本品适量捣敷。标本号 903。

1152. 地蚕 *Stachys geobombycis* C. Y. Wu

多年生草本。全草入药。治跌打损伤、疮毒等。本品 10 ～ 15 克，水煎服。标本号 300。

1153. 针筒菜 *Stachys oblongifolia* Benth.

多年生草本。全草入药。治久痢、黄疸型肝炎、胆囊炎。本品 10 ～ 15 克，水煎服。标本号 721。

1154. 庐山香科科 *Teucrium pernyi* Franch.

多年生草本。根入药。健脾、利湿、解毒。治痢疾、白斑。本品 10 ～ 15 克，水煎服。标本号 838。

1155. 微毛血见愁 *Teucrium viscidum* Bl. var. *nepetoides* (Levl.) C. Y. Wu et S. Chow

多年生草本。全草入药。凉血散瘀、消肿解毒。治吐血、肠风下血、跌打损伤、痔疮流火、痔疮出血。本品 6 ～ 10 克，水煎服。标本号 1419。

1156. 血见愁 *Teucrium viscidum* Bl.

多年生草本。全草入药。能活血散瘀，消肿解毒。治吐血、肠风下血、疔肿、痔疮、风湿关节疼痛、外伤出血、蛇虫咬伤、漆疮等。本品 10 ～ 15 克，水煎服。标本号 1890。

一五〇、茄科 Solanaceae

1157. 辣椒 *Capsicum annuum* L.

一年生草本。果实、根茎入药。除寒湿，逐冷痹，散瘀凝滞。治冻疮。标本号 2059。

1158. 朝天椒 *Capsicum annuum* L. var. *conoides* (Mill.) Irish

一年生草本。有祛风散寒、舒经活络、杀虫、止痒等功效。标本号 1481。

1159. 五色椒 *Capsicum annuum*

一年生草本。有祛风散寒、舒经活络、杀虫、止痒功效。对空气中的二氧化硫和三氧化硫等毒气有一定吸收和抵抗作用。标本号 2060。

1160. 菜椒 *Capsicum annuum* var. *grossum* (L.) Sendt.

一年生草本。有温中散寒、开胃消食功效。主治寒滞腹痛、呕吐、泻痢、冻疮、脾胃虚寒、伤风感冒等。标本号 2070。

1161. 洋金花 *Datura metel* L.

一年生草本。全株有毒。花可平喘止咳、解痉止痛。用于哮喘咳嗽、脘腹冷痛、风湿痹痛、小儿慢惊、外科麻醉。主治咳嗽。本品 3 ～ 6 克，水煎服。标本号 130。

1162. 曼陀罗 *Datura stramonium* L.

一年生草本。全株剧毒。有镇痛麻醉、止咳平喘功效。主治咳逆气喘、面上生疮、脱肛及风湿、跌打损伤。主治咳喘。本品 3 ～ 6 克，研粉冲服。标本号 503。

1163. 宁夏枸杞 *Lycium barbarum* L.

落叶灌木。果实滋补肝肾、益精明目。用于虚劳精亏、腰膝酸痛、眩晕耳鸣、阳痿遗精、内热消渴、血虚萎黄、目昏不明。主治肝肾两虚。本品 6 ～ 10 克，水煎服。标本号 214。

1164. 枸杞（地骨皮）*Lycium chinense* Mill.

落叶灌木。果实、根药用。有清热、凉血功效。主治虚热。本品 10 ～ 15 克，水煎服。标本号 417。

1165. 番茄 (西红柿) *Lycopersicon esculentum* Miller

一年生草本。叶、果实入药。叶疏风止痒、消肿，治皮肤斑疹、无名肿毒。果实生津止渴、健胃消食，治食欲不振、风疹。本品适量食用。标本号 1916。

1166. 烟草（烟叶）*Nicotiana tabacum* L.

一年生草本。全株除虫，可作麻醉剂，以及发汗、镇静、催吐剂。主治风湿痛。研末点烟吸。标本号 2062。

1167. 酸浆（红姑娘）*Physalis alkekengi* L.

多年生或一年生草本。宿萼入药。有清热、解毒功效。治风疹。本品 10 克，水煎服。标本号 136。

1168. 苦蘵 *Physalis angulata* L.

一年生草本。全草入药。清热解毒、利尿消肿。治肺热咳嗽、咽喉肿痛、牙龈出血、痢疾、水肿、天疱疮、疔疮、小便不利、血尿。本品 10 ～ 15 克，水煎服。标本号 670。

1169. 毛酸浆 *Physalis Pubescens* L.

一年生草本。浆果富含维生素C，对治疗再生障碍性贫血有一定疗效。能清热、化痰、镇咳、利尿、泻下。主治痛风。本品 10 ～ 15 克，水煎服。孕妇忌服。果实外敷可消炎。标本号 2267。

1170. 千年不烂心 *Solanum cathayanum* C. Y. Wu et S. C. Huang

草质藤本。茎入药。治小儿惊风。枝叶有清热、凉血功效，治鼻衄。本品 10 ～ 15 克，水煎服。标本号 1602。

1171. 白英 *Solanum lyratum* Thunb.

草质藤本。全草入药。治食管癌、胃癌、肠癌、子宫癌、胆结石。本品 6 ～ 15 克，水煎服。标本号 350。

1172. 茄 *Solanum melongena* L.

一年生草本。根入药。祛风、散寒、止痛，种子消肿。主治风湿。本品 15 克，水煎服。标本号 2064。

1173. 牛茄子 *Solanum surattense* Burm. f.

半灌木。根、叶入药。有镇咳平喘、止痛散热功效。治跌打损伤。本品 10 ～ 15 克，水煎服。标本号 2311。

1174. 龙葵 *Solanum nigrum* L.

一年生草本。全草入药。清热解毒、利水消肿。主治肾炎。本品 6 ～ 10 克，水煎服。标本号 59。

1175. 珊瑚豆 *Solanum pseudocapsicum* L.var. *diflorum* (Vell.) Bitter

直立小灌木。根及果实入药。止痛。治腰肌劳损。本品 10 ～ 15 克，水煎服。但有毒，应注意。标本号 1473。

1176. 马铃薯 *Solanum tuberosum* L.

多年生草本。块根入药。补气健脾、消炎。治腮腺炎、烫伤。标本号 2065。

一五一、玄参科 Scrophulariaceae

1177. 金鱼草 *Antirrhinum majus* L.

一年生草本。全草药用。外用治跌打损伤、疮疡肿毒。主治疮疖。本品 10 ～ 15 克，水煎服。标本号 2067。

1178. 石龙尾 *Limnophila sessiliflora* (Vahl) Blume

两栖草本。全草入药。外用治疮疡肿毒，除头虱。主治疮毒。本品 10 克，水煎服。标本号 476。

1179. 泥花草 *Lindernia antipoda* (L.) Alston

一年生草本。全草入药。清热利湿、活血祛瘀、消肿。治咽喉肿痛、黄疸、泻痢、跌打损伤。主治痢疾。本品 10 ～ 15 克，水煎服。标本号 1046。

1180. 母草 *Lindernia crustacea* (L.) F. Muell

一年生草本。全草祛风解表。治感冒、风湿疼痛。本品 10 克，水煎服。标本号 1648。

1181. 陌上菜 *Lindernia procumbens* (Krock.) Philcox

一年生草本。全草入药。用于血尿。本品 10 克，水煎服。标本号 2943。

1182. 旱田草 *Lindernia ruellioides* (Colsm.) Pennell

一年生草本。全草入药。治月经不调、痢疾、跌打损伤、毒蛇咬伤、口疮、烫火伤等。本品 10 ～ 15 克，水煎服。标本号 2944。

1183. 通泉草 *Mazus japonicus* (Thunb.) O. Kuntze

一年生草本。全草入药。清热解毒、消痈肿。治疖疮肿毒。本品 10 ～ 15 克，水煎服。标本号 458。

1184. 弹刀子菜 *Mazus stachydifoius* （Turcz.）Maxim.

多年生草本。全草解蛇毒。标本号 1751。

1185. 山萝花 *Melampyrum roseum* Maxim.

一年生草本。全草入药。清热解毒。治痈肿疮毒。本品 10 ～ 15 克，水煎服。标本号 737。

1186. 白花泡桐 *Paulownia fortunei* (Seem.) Hemsl.

落叶乔木。根、果实入药。祛风止痛、解毒、消肿、化痰止咳。主治风湿本品 10 ~ 15 克，水煎服。标本号 494。

1187. 毛泡桐 *Paulownia tomentosa* (Thunb.) Steud.

落叶乔木。全株入药。祛风除湿、清热解毒、消肿止痛、止血、化痰、止咳、平喘。治风湿、咳喘。本品 10 ~ 15 克，水煎服。标本号 2069。

1188. 江南马先蒿 *Pedicularis henryi* Maxim.

多年生草本。根入药。补血气、活络。治筋骨疼痛、头昏耳鸣、心慌心跳、黄疸、肝炎、风湿等。本品 10 ~ 15 克，水煎服。标本号 1798。

1189. 返顾马先蒿 *Pedicularis resupinata* Linn.

多年生草本。全草祛风、祛湿、利水。治风湿关节痛、小便不利、尿道结石、白带、疥疮、风湿。本品 10 ~ 15 克，水煎服。标本号 2834。

1190. 松蒿 *Phtheirospermum japonicum* (Thunb.) Kanitz

一年生草本。全草入药。清热利湿。治黄疸型肝炎、水肿。本品 10 ~ 15 克，水煎服。标本号 1057。

1191. 地黄 *Rehmannia glutinosa* (Gaertn.) Libosch. ex Fisch. et Mey.

多年生草本。栽培植物。根茎滋阴养血。治阴虚发热消渴、吐血、衄血、血崩、月经不调、胎动不安、阴伤便秘、肝肾阴虚。本品 10 ~ 15 克，水煎服。标本号 395。

1192. 湖北地黄 *Rehmannia henryi* N. E. Brown

多年生草本。全草及根入药。养阴补血、止血。治吐血、衄血、崩漏、阴虚出血。本品 10 ~ 15 克，水煎服。标本号 1116。

1193. 玄参 *Scrophularia ningpoensis* Hemsl.

多年生草本。根入药，滋阴降火、生津解毒。主治阴虚火旺。本品 10 克，水煎服。标本号 79。

1194. 北玄参 *Scrophularia buergeriana* Miq.

多年生草本。入药与玄参同。标本号 2312。

1195. 阴行草 *Siphonostegia chinensis* Benth.

一年生草本。全草镇逆、坠痰、杀虫、解毒。治痰气壅逆、上盛下虚、气短喘急、噎膈反胃、瘿肿、瘰疬、疔毒、恶疮、哮喘。本品 10 克，水煎服。标本号 268。

1196. 大独脚金 *Striga masuria* (Ham. ex Benth.) Benth.

多年生草本，山区零星分布。全草清热渗湿、利尿。治膀胱炎、尿道炎、肾炎、肝炎、肝硬化腹水、热淋、鼓胀。本品 10 ~ 15 克，水煎服。标本号 1634。

1197. 北水苦荬 *Vevonica anagallis-aquatica*

多年生草本。有清热利湿、活血止血、消肿解毒功效。主治感冒、咽喉肿痛、痢疾、血淋、劳伤咳血、血小板减少性紫癜、月经不调、跌打损伤、痈疮肿毒。本品 10 克，水煎服。标本号 349。

1198. 婆婆纳 *Veronica didyma* Tenore

一年生草本。全草治疝气、腰痛、白带。标本号 308。

1199. 水蔓菁 *Veronica linariifolia* Pall. ex Link subsp. *dilatata* (Nakai et Kitagawa) D. Y. Hong

多年生草本。镇咳、化痰、平喘。据临床报道其可治慢性气管炎。本品 6～10 克，水煎服。标本号 138。

1200. 蚊母草 *Veronica peregrina* L.

二年生草本。全草入药。活血、止血、消肿、止痛。主治软组织损伤。本品 6～10 克，水煎服。标本号 1712。

1201. 阿拉伯婆婆纳 *Veronica persica* Poir.

一年生草本。全草入药。温肝肾、益气、除湿、活血、止血、消肿、止痛。治软组织损伤。本品 10 克，煎服。标本号 1394。

1202. 腹水草 *Veronicastrum stenostachyum* (Hemsl.) Yamazaki

多年生草本。茎叶或根行水、散瘀、消肿、解毒。治水肿、小便不利、肝炎、月经不调、疔疮痈肿、跌打损伤、烫火伤、尿路感染。本品 10 克，煎服。标本号 1596。

1203. 细穗腹水草 *Veronicastrum stenostachyum* (Hemsl.) Yamazaki subsp. *stenostachyum*

多年生草本。全草研粉调香油可治烫伤。标本号 1309。

一五二、紫葳科 Bignoniaceae

1204. 凌霄（追风藤花）*Campsis grandiflora* (Thunb.) Schum.

落叶藤本。凉血去痰。治血滞经闭、血蒸风痒、酒渣鼻。本品 10～15 克，水煎服。标本号 478。

1205. 梓（树豇豆）*Catalpa ovata* G. Don

落叶乔木。树皮利尿，治浮肿。标本号 498。

1206. 楸（楸树）*Catalpa bumgei* C. A. Mey

落叶乔木。有收敛止血、祛湿止痛功效。种子含枸橼酸和碱盐，是治疗肾病、湿性腹膜炎、外肿性脚气的良药。根皮清热解毒、散瘀消肿，外用治跌打损伤、骨折、痈疮肿毒。叶解毒，外用治疮痈胀肿。果实消热利尿，用于尿道结石、尿路感染等。主治肾炎、尿路感染。本品 6～10 克，水煎服。标本号 1928。

一五三、胡麻科 Pedaliaceae

1207. 芝麻 *Sesamum indicum* L.

一年生草本。种子入药。补肝肾、润五脏。治肝肾不足、虚风眩晕、风痹瘫痪、大便燥结、病后虚弱、须发早白、妇人乳少等。还治半身不遂、烫伤。本品 6～10 克，水煎服。标本号 2071。

一五四、列当科 Orobanchaceae

1208. 野菰 *Aeginetia indica* L.

一年生寄生草本。全草药用。解毒消肿。治咽喉肿痛、尿路感染、骨髓炎、疔疮、乳蛾等。本品 10～15 克，水煎服。标本号 1333。

1209. 中国野菰 *Aeginetia sinensis* G. Beck

一年生寄生草本。有祛风除湿功效。主治风湿痹症、关节疼痛、肢麻拘挛等。本品 10～15 克，水煎服。标本号 372。

1210. 黄筒花 *Phacellanthus tubiflorus* Sieb.

肉质小草本。全草药用。有养肝益阴、润肺止咳之功效。主治头晕目眩、久泻咳嗽气喘、咯吐痰血。标本号 1595。

一五五、苦苣苔科 Gesneriaceae

1211. 旋蒴苣苔（猫耳朵）*Boea hygrometrica* (Bunge) R. Br.

多年生草本。全草入药。治跌打损伤。标本号 732。

1212. 吊石苣苔 *Lysionotus pauciflorus* Maxim.

小灌木。全草止咳化痰、软坚散结。用于咳嗽痰多等。本品 10 克，水煎服。标本号 436。

一五六、狸藻科 Lentibulariaceae

1213. 挖耳草 *Utricularia bifida* L.

一年生弱小草本。民间作草药用。标本号 1159。

一五七、爵床科 Acanthaceae

1214. 穿心莲 *Andrographis paniculata* (Burm. f.) Nees

一年生草本。全草入药。为清热解毒药。对病毒性感染、菌痢、脑炎、肺炎、支气管炎、肺脓疡、泌尿系统感染、急性盆腔炎、钩端螺旋体病、痈、疖、疮、疡及高血压等有效。本品 10～15 克，水煎服。标本号 2072。

1215. 白接骨 *Asystasia neesiana* (Wall.) Lindau

多年生草本。全草入药。清热解毒、活血止血、利尿。民间用红糖与根状茎捣碎敷治痔疮和虫伤。标本号 941。

1216. 水蓑衣 *Hygrophila salicifolia* (Vahl) Nees

多年生草本。全草治口疮、口腔溃疡、时行热毒、丹毒、黄疸等。本品10～15克，水煎服。标本号 1245。

1217. 蓝茶 *Peristrophe bivalvis*（L.）Lerr.

多年生草本。有清热解毒、消肿散血功效。主治咽喉肿痛、风湿痛、外伤、瘰疬等。本品 10～15 克，水煎服。标本号 2945。

1218. 九头狮子草 *Peristrophe japonica* (Thunb.) Bremek.

多年生草本。祛风、清热、化痰、解毒。治风热咳嗽、小儿惊风、喉痛、疔疮、乳痈。本品 10～15 克，水煎服。标本号 740。

1219. 爵床 *Justicia procumbens* L.

多年生草本。全草清热解毒、利湿消滞、活血止痛。治感冒发热、咳嗽、喉痛、疟疾、痢疾、黄疸、肾炎浮肿、筋骨疼痛、小儿疳积、痈疽疔疮、跌打损伤。本品 10 克，水煎服。标本号 647。

一五八、透骨草科 Phrymaceae

1220. 透骨草 *Phryma leptostachya* L. subsp. *asiatica* (Hara) Kitamura

多年生草本。全草解毒杀虫。治疥疮、黄水疮、疮毒感染发热。本品10～15克，水煎服。标本号 421。

一五九、车前草科 Plantaginaceae

1221. 平车前（车前草）*Plantago depressa* Willd.

一或二年生草本。全草利水、清热、明目、祛痰。治小便不通、尿血、淋浊、带下、黄疸、水肿等。主治尿路感染。本品 10 克，水煎服。标本号 71。

一六〇、茜草科 Rubiaceae

1222. 细叶水团花 *Adina rubella* Hance

落叶小灌木。全株入药。枝干通经；花球清热解毒，治菌痢和肺热咳嗽；根煎水服治小儿惊风症。主治痢疾。本品 10～15 克，水煎服。标本号 424。

1223. 虎刺 *Damnacanthus indicus* Gaertn.

具刺灌木。根药用。有祛风利湿、活血止痛之功效。本品 6～10 克，水煎服。

标本号 2162。

1224. 钩藤 *Uncaria rhynchophylla* (Miq.) Miq. ex Havil.

常绿木质藤本。产骆驼坳。钩、小枝及根药用。有清热平肝、熄风定惊功效。治小儿惊痫、大人血压偏高、头晕目眩、妇人子痫，还可治全身麻木、半身不遂、面神经麻痹、抽搐、神经分裂症等。本品 10 ～ 20 克，水煎服。标本号 766。

1225. 香果树 *Emmenopterys henryi* Oliv.

落叶乔木。有温中和胃、降逆止呕功效。主治反胃、呕吐、呃逆。本品 10 克，水煎服。标本号 553。

1226. 葎草（拉拉藤）*Humulus scandens* (Lour.) Merr.

一年生草本。清湿热、散瘀、消肿、解毒。治淋浊、尿血、跌打损伤、疖肿、中耳炎、尿路感染、支气管炎。本品 10 ～ 15 克，水煎服。标本号 1043。

1227. 四叶葎 *Galium bungei* Steud.

多年生草本。全草清热、利尿、消肿、解毒。治尿路感染、赤白带下、痢疾、痈肿、跌打损伤。主治肾炎。本品 10 ～ 15 克，水煎服。标本号 330。

1228. 麦仁珠 *Galium tricorne* Stokes

一年生草本。全草有清热解毒、利尿消肿、活血通络功效。主治肾炎。本品 10 ～ 15 克，水煎服。标本号 646。

1229. 小叶猪殃殃 *Galium trifidum* Linn.

多年生草本。全草有清热解毒、通经活络、利尿消肿、安胎、抗癌功效。主治胃脘痛、贫血、流产、癌症等。本品 15 ～ 30 克，水煎服。标本号 1005。

1230. 栀子 *Gardenia jasminoides* Ellis

常绿灌木。果实泻火除烦、清热利湿、凉血解毒，外用消肿止痛。用于热病心烦、湿热黄疸、血淋涩痛、热血吐衄、目赤肿痛、大毒疮疡，外用治扭挫伤痛。主治黄疸、疮毒。本品 6 ～ 10 克，水煎服。标本号 621。

1231. 大花栀子（水栀子）*Gardenia jasminoides* Ellis var. *grandiflora* Nakai.

常绿灌木。果实散热毒。治扭伤、软组织损伤等。本品适量捣敷。标本号 1819。

1232. 狭叶栀子 *Gardenia jasminoides* Ellis var. *angustiegata*

常绿灌木。根、果实入药。清凉解毒。标本号 2177。

1233. 伞房花耳草 *Hedyotis corymbosa* (L.) Lam.

一年生柔弱披散草本。全草药用。解毒、消肿，对癌症有一定疗效。可治跌打损伤、刀伤等。本品 15 ～ 30 克，水煎服。标本号 31。

1234. 白花蛇舌草 *Hedyotis diffusa* Willd.

一年生草本。全草入药。解毒、消肿，对癌症有一定疗效。可治跌打损伤、刀伤等。主治癌症。本品 10 ～ 15 克，水煎服。标本号 1040。

1235. 长梗白花蛇舌草 *Hedyotis diffusa* var. *longies*

一年生草本。全草有清热解毒、活血利尿功效。主治扁桃体炎、咽喉炎、尿路感染、盆腔炎、阑尾炎、肝炎、菌痢、毒蛇咬伤、肿瘤、消化道癌症等。本品 10 ～ 15 克，水煎服。标本号 1846。

1236. 日本蛇根草 *Ophiorrhiza japonica* Bl.

多年生草本。全草活血散瘀。治咳嗽、劳伤吐血、跌打损伤、月经不调。主治肺结核、咯血。本品 10 ～ 15 克，水煎服。标本号 642。

1237. 鸡矢藤 *Paederia scandens* (Lour.) Merr.

多年生缠绕藤本。全草主治风湿筋骨痛、跌打损伤、外伤性疼痛、肝胆及胃肠绞痛、黄疸型肝炎、肠炎、痢疾、消化不良、小儿疳积、肺结核咯血、支气管炎、放射反应引起的白细胞减少症、农药中毒。本品 10 ～ 15 克，水煎服。外用治皮炎、湿疹、疮疡肿毒、风湿。标本号 1042。

1238. 毛鸡矢藤 *Paederia scandens* (Lour.) Merr. var. *tomentosa* (Bl.) Hand.-Mazz.

多年生藤本。药效同鸡矢藤。标本号 1042。

1239. 茜草 *Rubia cordifolia* Linn.

草质攀援藤木。根入药。凉血、止血、活血祛瘀。主治出血。本品 10 ～ 15 克，水煎服。标本号 359。

1240. 白马骨 *Serissa serissoides* (DC.) Druce

半常绿灌木。全株祛风利湿、清热解毒。治风湿腰腿痛、痢疾、水肿、目赤肿痛、白带、痛疽等。本品 10 ～ 15 克，水煎服。标本号 282。

1241. 六月雪 *Serissa japonica* (Thunb.) Thunb. Nov. Gen.

半常绿灌木。全株有疏肝解郁、清热利湿、消肿拔毒、止咳化痰功效。主治急性肝炎、风湿腰腿痛、痈肿恶疮、蛇咬伤、脾虚泄泻、小儿疳积、带下病、目翳、肠痈、狂犬病。本品 10 ～ 15 克，水煎服。标本号 1813。

一六一、忍冬科 Caprifoliaceae

1242. 糯米条 *Abelia chinensis* R. Br.

半常绿灌木。根、叶入药。散瘀消肿。治跌打损伤。捣敷伤处。标本号 2313。

1243. 淡红忍冬 *Lonicera acuminata* Wall.

半常绿藤本。同忍冬入药。标本号 908。

1244. 郁香忍冬 *Lonicera fragrantissima* Lindl. et Paxt.

半常绿灌木。有祛风除湿、清热止痛功效。主治风湿关节痛、劳伤、疔疮等。

本品 10 ～ 15 克，水煎服。标本号 1229。

1245. 苦糖果 Lonicera *fragrantissima* subsp. *stanishii*

落叶灌木。有祛风除湿、清热止痛功效。主治风湿关节痛，外用治疗疮。本品 10 ～ 15 克，水煎服。标本号 1056。

1246. 忍冬（金银花）*Lonicera japonica* Thunb.

半常绿藤本。花、茎入药。有清热解毒、通经活络功效。主治痛风。本品 15 ～ 30 克，水煎服。标本号 76。

1247. 金银忍冬 *Lonicera maackii* Maxim.

落叶灌木。根解毒截疟，茎叶祛风解毒、活血祛瘀；花祛风解表、消肿解毒等。主治热毒。本品 10 ～ 15 克，水煎服。标本号 332。

1248. 短柄忍冬 *Lonicera pampaninii* Levl.

半常绿藤本。根入药。杀菌截疟。标本号 1569。

1249. 红脉忍冬 *Lonicera nervosa* Maxim.

落叶灌木。有凉血调经功效。主治月经不调。本品 10 ～ 15 克，水煎服。标本号 182。

1250. 盘叶忍冬 *Lonicera tragophylla* Hemsl.

半常绿藤本。花同忍冬入药。标本号 574。

1251. 接骨草 *Sambucus chinensis* Lindl.

多年生草本。全草或根祛风除湿、活血散瘀。治风湿疼痛、肾炎水肿、脚气浮肿、痢疾、黄疸、慢性支气管炎、风疹瘙痒、丹毒、疮肿、跌打损伤、骨折。本品 10 ～ 15 克，水煎服。标本号 175。

1252. 接骨木 *Sambucus williamsii* Hance

落叶灌木或小乔木。茎枝祛风、利湿、活血、止痛。治风湿筋骨疼痛、腰痛、水肿、风痒、瘾疹、产后血晕、跌打肿痛、骨折、创伤出血。本品 10 ～ 15 克，水煎服。标本号 331。

1253. 洋接骨木 *Sambucus nigra* L.

落叶灌木。有促进发汗、抗炎、利尿功效。主治花粉症、风湿、痛风等。本品 10 ～ 15 克，水煎服。标本号 377。

1254. 桦叶荚蒾 *Viburnum betulifolium* Batal.

落叶灌木。有调经、涩精功效。主治月经不调、梦遗虚滑、肺热口臭、白浊带下等。本品 10 ～ 15 克，水煎服。标本号 546。

1255. 荚蒾 *Viburnum dilatatum* Thunb.

落叶灌木。根或枝叶入药。治跌打损伤、过敏性皮炎。本品 10 ～ 15 克，水煎服。标本号 870。

1256. 宜昌荚蒾 *Viburnum erosum* Thunb.

落叶灌木。产薄刀峰。叶、根入药。有清热祛风功效。主治风湿。本品 10 ～ 15 克，水煎服。标本号 1499。

1257. 绣球荚蒾（绣球花）*Viburnum macrocephalum* Fort.

落叶灌木。茎入药。治淋巴结炎、痈积、跌打损伤。本品 10 ～ 15 克，水煎服。标本号 995。

1258. 琼花 *Viburnum macrocephalum* Fort. f. *keteleeri* (Carr.) Rehd.

落叶或半常绿灌木。枝条治皮肿痒痛。标本号 741。

1259. 珊瑚树（法国冬青）*Viburnum odoratissimum* Ker-Gawl.

常绿灌木或小乔木。根和叶入药。广东民间以鲜叶捣烂外敷，治跌打肿痛和骨折；亦作兽药，治牛、猪感冒发热和跌打损伤。本品适量捣烂外敷。标本号 751。

1260. 蝴蝶戏珠花 *Viburnum plicatum* Thunb var. *tomentosum* (Thunb.) Miq.

落叶灌木。根入药。清热解毒、健脾消积、祛风除湿。治筋骨痛、关节痛、小儿疳积。主治风湿。本品 15 ～ 20 克，水煎服。标本号 1498。

1261. 皱叶荚蒾 *Viburnum rhytidophyllum* Hemsl.

落叶灌木。茎皮或叶入药。生肌止血、祛风除湿。治外伤出血。本品 10 ～ 15 克，水煎服。标本号 1703。

1262. 合轴荚蒾 *Viburnum sympodiale* Graebn.

落叶灌木或小乔木。树根治白浊、肺痛。标本号 596。

1263. 鸡树条 *Viburnum opulus* Linn. var. *calvescens* (Rehd.) Hara

落叶灌木。嫩枝、叶入药。祛风通络，活血消肿。治腰肢关节酸痛、跌打闪挫伤、疮疖、疥癣等。本品适量捣敷。标本号 371。

1264. 木锈球（半边月，水马桑）*Weigela japonica* Thunb. var. *sinica* (Rehd.) Bailey

落叶灌木。根入药。用肉或鸡蛋同煮治虚弱症。标本号 583。

一六二、败酱科 Valerianaceae

1265. 异叶败酱 *Patrinia heterophylla* Bunge

多年生草本。根状茎和根入药。有燥湿、止血功效。主治崩漏、赤白带，民间用于治子宫癌症和子宫颈癌等。本品 10 ～ 15 克，水煎服。标本号 1032、1046。

1266. 败酱（黄花败酱）*Patrinia scabiosaefolia* Fisch. ex Trev.

多年生草本。根状茎和根入药。镇静、清热、利湿、解毒、排脓、活血化瘀。

治阑尾炎、肠炎、肝炎、肠痈、产后瘀血腹痛、痈肿疔疮等。本品 10 ～ 15 克，水煎服。标本号 482。

1267. 攀倒甑（白花败酱、苦菜）*Patrinia villosa* (Thunb.) Juss.

二年生或多年生草本。全草清热解毒、排脓破瘀。治肠痈、下痢、赤白带下、产后瘀滞腹痛、目赤肿痛、痈肿疥癣。主治肠痈、痢疾。本品 10 ～ 15 克，水煎服。标本号 904。

1268. 柔垂缬草 *Valeriana flaccidissima* Maxim.

细柔草本。根及根茎入药。理气活血、止痛。治伤寒等症。标本号 1609。

1269. 缬草 *Valeriana officinalis* Linn.

多年生高大草本。根入药。治心神不安、跌打损伤。本品 10 ～ 15 克，水煎服。标本号 2169。

1270. 宽叶缬草 *Valeriana officinalis* L. var. *latifolia* Miq.

多年生高大草本。根及根茎入药。安神、祛风、解痉、止痛。治失眠、癔病、肠胃痉挛、跌打损伤。本品 10 ～ 15 克，水煎服。标本号 310。

一六三、川续断科 Dipsacaceae

1271. 川续断 *Dipsacus asperoides* C. Y. Cheng et T. M. Ai

多年生草本。根入药。用于风湿骨痛、崩漏、先兆流产、跌打损伤。本品 10 ～ 15 克，水煎服。标本号 262、321。

1272. 窄叶蓝盆花 *Scabiosa comosa* Fisch. ex Roem. et Schult.

多年生草本。有清热泻火功效。主治肝火头痛、发热、肺热咳嗽、黄疸。本品 10 ～ 15 克，水煎服。标本号 947。

一六四、葫芦科 Cucurbitaceae

1273. 盒子草 *Actinostemma tenerum* Griff.

一年生柔弱攀援草本。叶和种子治水肿、疳积、蛇咬伤。本品 6 ～ 10 克，水煎服。标本号 1409。

1274. 冬瓜 *Actinostemma hispida* (Thunb.) Cogn.

一年生蔓生或架生草本。皮能利尿消肿。用于水肿胀满、小便不利、暑热口渴、小便短者。本品 6 ～ 10 克，水煎服。标本号 2164。

1275. 假贝母 *Bolbostemma paniculatum* (Maxim.) Franquet

蔓草。块茎能解毒、散结消肿。用于乳痈、瘰疬、痰核。主治淋巴结炎。本品 10 ～ 15 克，水煎服。标本号 1706。

1276. 西瓜 *Citrullus lanatus* (Thunb.) Matsum. et Nakai

一年生栽培藤本。西瓜霜清热泻火、消肿止痛。用于咽喉肿痛、喉痹、口疮。本品适量食用。标本号 2073。

1277. 甜瓜 *Cucumis melo* Linn.

一年生匍匐或攀援草本。瓜蒂和种子入药。清暑热，解烦渴，利小便。治风湿麻木、四肢疼痛。标本号 2075。

1278. 黄瓜 *Cucumis sativus* Linn.

一年生蔓生或攀援草本。茎藤入药。有消炎、祛痰、镇痉功能。主治咳嗽痰多。本品 50 克，水煎服。标本号 2074。

1279. 南瓜 *Cucurbita moschata* (Duch. ex Lam.) Duch. ex Poiret

一年生蔓生草本。种子入药。清热除湿、驱虫。主治绦虫病、蛔虫病。预防前列腺炎。每次生食 15～20 克。标本号 2078。

1280. 西葫芦 *Cucurbita pepo* Linn.

一年生蔓生草本。果入药。用于支气管哮喘。标本号 2079。

1281. 金瓜 *Gymnopetalum chinense* (Lour.) Merr.

一年生草质藤本。成熟果实有平喘止咳功效。标本号 2080。

1282. 绞股蓝 *Gynostemma pentaphyllum* (Thunb.) Makino

多年生攀援草本。全草入药。有清热解毒、止咳祛痰功效。主治冠心病。本品 10～15 克，水煎服。标本号 515。

1283. 光叶绞股蓝 *Gynostemma laxum* (wall.) Cogn.

多年生蔓状草本。全草有益气、补脑安神、降血压、清热解毒功效。主治体虚乏力、虚劳失精、白细胞减少症、病毒性肝炎、慢性胃肠炎、慢性气管炎、高血脂。本品 6～10 克，水煎服。标本号 1902。

1284. 葫芦 *Lagenaria siceraria* (Molina) Standl.

一年生藤本。全果有利水消肿、清热除烦功效。主治水肿腹胀、淋病、黄疸、口舌生疮、心热烦躁、痔漏下血、血崩、带下等症。标本号 2081。

1285. 瓠子 *Lagenaria siceraria* (Molina) Standl. var. *hispida* (Thunb.) Hara

一年生藤本。老熟果实有利水消肿、止渴、除烦功效。主治面目浮肿、腹胀满、小便不通、烦热口渴、疮毒等。标本号 2082。

1286. 小葫芦 *Lagenaria siceraria* (Molina) Standl. var. *microcarpa* (Naud.) Hara

一年生藤本。果实有利水消肿功效。用途同葫芦。标本号 2083。

1287. 棱角丝瓜 *Luffa acutangula* (L.) Roem.

一年生草质攀援藤本。丝瓜络通经活络，全草有清热解毒、止血、凉血功效。主治乳腺增生。鲜丝瓜可食。标本号 2083。

1288. 丝瓜 *Luffa cylindrica* (L.) Roem.

一年生草质攀援藤本。丝瓜络能祛风、通络、活血、下乳。用于痹痛拘挛、胸胁胀痛、乳汁不通、乳痈肿痛。本品 10 克，水煎服。标本号 2085。

1289. 苦瓜 *Momordica charantia* Linn.

一年生草质攀援藤本。根入药，清热解毒。果实和种子有清热明目功效。主治糖尿病。干品泡水服；鲜品可食用。标本号 2086。

1290. 木鳖子 *Momordica cochinchinensis* (Lour.) Spreng.

多年生粗壮大藤本。种子散结消肿、攻毒疗疮。用于疮疡肿毒、乳痈、瘰疬、痔瘘、干癣、秃疮。主治疮癣。本品 3～5 克，捣敷。标本号 236。

1291. 佛手瓜 *Sechium edule* (Jacq.) Swartz

一年生攀援藤本。果实有利尿排钠、扩张血管、降压、理气和中、疏肝止咳功效，含锌较多。主治消化不良、胸闷气胀、呕吐、气管炎、咳嗽多痰等。本品适量食用。

1292. 皱果赤瓟 *Thladiantha henryi* Hemsl.

攀援藤本。块根入药。清热解毒。主治痈疽疮毒、肠炎等。本品 10～15 克，水煎服。标本号 624。

1293. 南赤瓟 *Thladiantha nudiflora* Hemsl. ex Forbes et Hemsl.

多年生草质藤本。果实有清热解毒、消食化滞功效。主治痢疾、肠炎、消化不良、脘腹胀闷、毒蛇咬伤。本品 10～15 克，水煎服。标本号 970。

1294. 长毛赤瓟 *Thladiantha villosula* Cogn.

多年生草质藤本。有调经活血、化瘀、补气安神功效。主治阴道疾病、血郁宫中、血瘀、闭经、血脉病、皮肤病、死胎、胎衣不下等。本品 10～15 克，水煎服。标本号 2947。

1295. 王瓜 *Trichosanthes cucumeroides* (Ser.) Maxim.

多年生攀援藤本。果实清热、生津、消瘀、通乳。治消渴、黄疸、反胃、闭经、乳少、慢性咽喉炎、乳汁不行。本品 10～15 克，水煎服。标本号 371。

1296. 栝楼（天花粉）*Trichosanthes kirilowii* Maxim.

多年生攀援藤本。果实清热涤痰、宽胸散结、润燥滑肠。用于肺热咳嗽、痰浊黄稠、胸痹心痛、结胸痞满、乳痈、肺痈、肠痈、大便秘结。主治冠心病、便秘。本品 10～15 克，水煎服。标本号 92。

1297. 中华栝楼 *Trichosanthes rosthornii* Harms

攀援藤本。根和果实均作天花粉入药。标本号 2948。

1298. 马㼱儿 *Zehneria indica* (Lour.) Keraudren

攀援或平卧草本。全草入药。清热解毒、化痰消肿、散结利尿。治急性结膜炎、咽喉肿痛、疮痈、皮肤湿疹、痰核瘰疬、尿路感染等。主治淋巴结核。本品 10 ～ 15 克，水煎服。标本号 626。

一六五、桔梗科 Campanulaceae

1299. 丝裂沙参 *Adenophora capillaris* Hemsl.

多年生草本。块根清热养阴，润肺止咳。主治气管炎、百日咳、肺热咳嗽、咯痰黄稠等。本品 6 ～ 10 克，水煎服。标本 1621 号。

1300. 杏叶沙参 *Adenophora hunanensis* Nannf.

多年生草本。根入药。用于咳嗽痰黏、口燥咽干。本品 6 ～ 10 克，水煎服。标本号 366。

1301. 细叶沙参 *Adenophora paniculata* Nannf.

多年生草本。块根入药。主治病后体虚、小儿疳积、支气管炎、肺虚咳嗽、疟疾、高血压、白带。本品 6 ～ 10 克，水煎服。标本号 916。

1302. 石沙参 *Adenophora polyantha* Nakai

多年生草本。根入药。祛痰镇咳。主治咳嗽痰多。本品 6 ～ 10 克，水煎服。标本号 1103。

1303. 小花沙参 *Adenophora micrantha* Hong

多年生草本。主治肺热燥咳、虚痨久咳、阴伤咽干、口渴等。本品 6 ～ 10 克，水煎服。标本号 658。

1304. 沙参 *Adenophora stricta* Miq.

多年生草本。根入药。清热养阴、润肺止咳。主治阴虚干咳、百日咳、肺热咳嗽等。本品 10 ～ 15 克，水煎服。标本号 129。

1305. 荠苨 *Adenophora trachelioides* Maxim.

多年生草本。根入药。祛痰镇咳。主治支气管炎。本品 6 ～ 10 克，水煎服。标本号 1811。

1306. 半边莲 *Lobelia chinensis* Lour.

多年生小草本。全草药用。有消肿解毒功效。治毒蛇咬伤、肝硬化腹水、肾炎、水肿、扁桃体炎、阑尾炎。外敷治痈疽疔疖，主治肿瘤。本品 15 ～ 30 克，水煎服。标本号 378。

1307. 羊乳 *Codonopsis lanceolata* (Sieb. et Zucc.) Trautv.

多年生藤本。根可消肿、解毒、排脓、祛痰、催乳。治肺痈、乳痈、肠痈、肿毒、喉蛾、乳少、白带。本品 10 克，水煎服。标本号 39。

1308. 党参 *Codonopsis pilosula* (Franch.) Nannf.

多年生草本。块根入药。补中益气、强壮、生津。主治中气亏虚、脾虚、食少便溏、四肢无力、心悸、气短、口干、脱肛、子宫脱垂等。本品 20 ～ 30 克，水煎服。标本号 489。

1309. 桔梗 *Platycodon grandiflorus* (Jacq.) A. DC.

多年生草本。根入药。有润肺、散寒、祛痰、排脓功效。治外感咳嗽、喉痹咽痛、胸满胁痛、肺痈、咳吐脓血等。主治咳嗽、咽痛。本品 6 ～ 10 克，水煎服。标本号 144。

1310. 蓝花参 *Wahlenbergia marginata* (Thunb.) A. DC.

多年生柔弱草本。全草及根茎入药。益气固表、止咳止血。主治感冒咳嗽、中气不足、自汗盗汗、咳血衄血、高血压、痢疾、疟疾、白带、疳积、跌打损伤、创伤等。本品 10 克，煎服。标本号 420。

一六六、菊科 Asteraceae

1311. 高山蓍 *Achillea alpina* L.

多年生草本。全草入药。治肿毒、毒蛇咬伤。叶和种子有健胃、强壮功效。本品 10 ～ 25 克，捣敷。标本号 1713。

1312. 和尚菜（腺梗菜）*Adenocaulon himalaicum* Edgew.

多年生草本。全草入药。治感冒咳喘、痈疮肿毒。本品 10 ～ 15 克，水煎服。标本号 1632。

1313. 下田菊 *Adenostemma lavenia* (L.) O. Kuntze

一年生草本。全草入药。清热利湿、解毒消肿。治感冒咳喘、风湿痹痛、痈疮肿毒、跌打损伤、急性黄疸型肝炎。主治风湿。本品 10 ～ 15 克，水煎服。标本号 600。

1314. 杏香兔儿风 *Ainsliaea fragrans* Champ.

多年生草本。全草入药。清热利湿、凉血、解毒。主治肺结核咳血、虚劳咳血、水肿、痈疽肿毒、瘰疬。本品 10 ～ 15 克，水煎服。外用捣敷塞鼻。标本号 1041。

1315. 黄腺香青 *Anaphalis aureopunctata* Lingelsh et Borza

多年生草本。全草入药。清热解毒、驱虫。用于牙痛、痢疾、蛔虫病等。本品 10 ～ 15 克，水煎服。标本号 2950。

1316. 珠光香青 *Anaphalis margaritacea* (L.) Benth. et Hook. f.

多年生草本。全草入药。功效同香青。标本号 1837。

1317. 香青 *Anaphalis sinica* Hance

多年生草本。全草清热泻火、燥湿。治吐血、痢疾、瘰疬。本品 10 ～ 15 克，水煎服。标本号 459。

1318. 翅茎香青 *Anaphalis sinica* Hance f. *pterocaula* (Franch. et Savat.) Ling

多年生草本。全草入药。镇咳、祛痰、平喘、消炎。治风寒感冒、急性气管炎、痢疾、肠炎等。主治支气管炎。本品 10 ～ 15 克，水煎服。标本号 1076。

1319. 牛蒡 *Arctium lappa* L.

二年生草本。果实疏散风热、润肺透疹、解毒利咽。用于风热感冒、咳嗽痰多、麻疹、风疹、咽喉肿痛、疳腮、丹毒、痈肿毒疮。本品 10 ～ 15 克，水煎服。标本号 111。

1320. 黄花蒿 *Artemisia annua* Linn.

一年生草本。全草清虚热、除骨蒸、解暑热、截疟、退黄。用于湿邪伤阴、阴虚发热、骨蒸劳热、暑邪发热、疟疾寒热、湿热黄疸。本品 10 ～ 15 克，水煎服。标本号 1072。

1321. 奇蒿 *Artemisia anomala* S. Moore

多年生草本。全草有清热、解毒、利湿、消食、止痛等功效。除作妇科病用药外，还治血丝虫病。主治阴道炎。本品 30 克，水煎服。标本号 1047。

1322. 蒌蒿 *Artemisia selengensis* Turcz. ex Bess.

多年生草本。全草有清热、解毒、利湿、消食、止痛等功效。除作妇科病用药外，还治血丝虫病。主治胆囊炎。本品 10 ～ 15 克，水煎服。标本号 2318。

1323. 艾 *Artemisia argyi* Levl. et Van.

多年生草本。叶能温经止血、散寒止痛。外用祛湿、止痒。用于吐血、衄血、崩漏、月经过多、胎漏下血、少腹冷痛、经血不调、宫冷不孕。主治风寒湿痹、痛经。本品 6 ～ 10 克，水煎服。外治皮肤瘙痒。标本号 1258。

1324. 茵陈蒿 *Artemisia capillaris* Thunb.

半灌木状草本。全草入药。治黄疸型肝炎，也可利尿、驱虫。去根幼苗清热、利湿。本品 10 ～ 15 克，水煎服。标本号 156。

1325. 青蒿 *Artemisia carvifolia* Buch.-Ham. ex Roxb.

一年生或二年生草本。全草药用。有凉血、清热、祛风、解暑、止痒功效。用于退虚热。本品 10 ～ 15 克，水煎服。青蒿素治疟疾有特效。标本号 394。

1326. 牡蒿 *Artemisia japonica* Thunb.

多年生草本。全草解表、清热、杀虫。治感冒身热、劳伤咳嗽、潮热、小儿疳热、疟疾、口疮、疥癣、湿疹。本品 10 ～ 15 克，水煎服。标本号 394。

1327. 白苞蒿 *Artemisia lactiflora* Wall. ex DC.

多年生草本。全草入药。活血散瘀、止咳理气、消肿、止虚汗。主治软组织损伤。本品 10 ～ 15 克，捣碎外敷。标本号 1463。

1328. 矮蒿 *Artemisia lancea* Van.

多年生草本。全草入药。清热凉血、解表。主治风寒感冒，与艾同用。本品 6～10 克，水煎服。标本号 1662。

1329. 野艾蒿 *Artemisia lavandulaefolia* DC.

多年生草本。全草入药。用于痛经、崩漏、胎动不安。本品 6～10 克，水煎服。标本号 196。

1330. 白莲蒿 *Artemisia sacrorum* Ledeb.

半灌木状草本。全草入药。清热、解表、止血、消炎、利湿。主治肾炎。本品 6～10 克，水煎服。标本号 817。

1331. 淅江蒿 *Artemisia migoana* Kitam.

多年生草本。全草有解热、利尿、净血、补血等功效。散发的气味有稳定情绪的作用。主治肾炎。本品 6～15 克，水煎服。标本号 2369。

1332. 三脉紫菀 *Aster trinervius* Turcz. subsp. *ageratoides* (Turcz.) Grierson

多年生草本。全草入药。治风热感冒、咳嗽、痢疾、小儿疳积、蛇伤、烧烫伤。本品 6～10 克，水煎服。标本号 1315。

1333. 微糙三脉紫苑 *Aster trinervius* Turcz. var. *scaberulus* (Miq.) Ling

多年生草本。全草入药。治蛇伤。本品捣烂外敷。标本号 2838。

1334. 钻形紫菀 *Aster subulatus* Michx.

多年生草本。全草入药。外用治湿疹、疮疡肿毒。本品捣烂外敷。标本号 487。

1335. 紫菀 *Aster tataricus* L. f.

多年生草本。根茎润肺下气、消痰止咳。用于痰多喘咳、新久咳嗽、劳嗽咳血。本品 10～15 克，水煎服。标本号 2087。

1336. 东风菜 *Doellingeria scaber* (Thunb.) Nees

多年生草本。全草入药。活血散瘀、清热解毒。治肝热眼赤、感冒咳喘、肠炎、痢疾等。本品 10～15 克，水煎服。标本号 286。

1337. 狗娃花 *Heteropappus hispidus* (Thunb.) Less.

一或二年生草本。枝叶入药。可治感冒及痈疮肿毒。本品 10～15 克，水煎服。标本号 1616。

1338. 马兰 *Kalimeris indica* (L.) Sch.-Bip.

多年生草本。全草入药。治消化不良、感冒咳喘、痈疮肿毒、肠炎痢疾、外感风寒、肝炎、胆囊炎及中耳炎。本品 5～15 克，水煎服。标本号 183。

1339. 苍术 *Atractylodes lancea* (Thunb.) DC.

多年生草本。根状茎入药。有化浊、燥湿、止痛功效。主治胃痛。本品

10 ～ 15 克，水煎服。标本号 405。

1340. 鄂西苍术（平术）*Atractylodes carlinoides* (Hand-Mazz)Kitam.

多年生草本。块茎有祛风利湿功效。主治风湿。本品 6 ～ 10 克，水煎服。标本号 405。

1341. 白术 *Atractylodes macrocephala* Koidz.

多年生草本。根状茎健胃益气、燥湿利水、止汗、安胎。用于脾虚食少、腹胀泄泻、痰饮眩悸、水肿、自汗、胎动不安。本品 10 ～ 15 克，水煎服。标本号 7。

1342. 云木香 *Aucklandia lappa*(*Saussurea costus*)

多年生草本。有健胃消胀、调气解郁、安胎、抗菌、解痉、降压、败毒抗癌、行气化滞、疏肝止痛、医疱肿痛等功效。主治一切气痛、气滞胃胀、饮食积聚、胸满腹胀、呕吐泻痢等。本品 5 ～ 10 克，水煎服。标本号 2088。

1343. 鬼针草 *Bidens pilosa* L.

一年生草本。全草入药。清热解毒、收敛止泻。治肠炎、痢疾、咽喉炎、肝炎、胆囊炎、感冒咳嗽、阴湿痹痛等。本品 6 ～ 10 克，水煎服。标本号 271。

1344. 三叶鬼针草 *Bidens pilosa*

一年生草本。全草有清热解毒、散瘀止痛功效。主治肠痈、阑尾炎、肾炎、胆囊炎、肠炎、细菌性痢疾、肝炎、腹膜炎、上呼吸道感染、扁桃体炎、喉炎、闭经、烫伤、毒蛇咬伤、跌打损伤、皮肤感染、小儿惊风、疳积等。本品 10 ～ 15 克，水煎服。标本号 1141。

1345. 狼把草 *Bidens triparita* L.

一年生草本。全草入药。清热解毒、养阴敛汗。主治阴虚盗汗。本品 10 ～ 15 克，水煎服。标本号 644。

1346. 白花蟹甲草 *Parasenecio ainsliiflorus*

多年生草本。全草散寒，解毒，杀虫。主治风湿浮肿、水肿、无名肿毒、癫癣。本品 6 ～ 10 克，水煎服。标本号 2320。

1347. 金盏菊 *Calendula officinalis* L.

一年生草本。全草入药。发汗、利尿、散热、镇咳。主治感冒。本品 6 ～ 10 克，水煎服。标本号 1636。

1348. 翠菊 *Callistephus chinensis* (L.) Nees

一年生草本。有清肝明目功效。主治目赤肿痛、昏花不明、疔疮、毒热、猩红热、麻疹不透等。本品 10 ～ 15 克，水煎服。标本号 2089。

1349. 天名精 *Carpesium abrotanoides* L.

多年生草本。根及根茎祛痰、清热、破血、止血、解毒、杀虫。治肝炎、疮毒、皮肤瘙痒。本品 10～15 克，水煎服。标本号 1083。

1350. 烟管头草 *Carpesium cernuum* L.

多年生草本。全草入药。功效同天名精。标本号 1083。

1351. 金挖耳 *Carpesium divaricatum* Sieb. et Zucc.

多年生草本。全草入药。功效同天名精。标本号 1306。

1352. 红花 *Chelonopsis pseudobracteata* C. Y. Wu var. *rubra* C. Y. Wu et H. W. Li

一年生草本。花入药。有活血通经、祛瘀止痛功效。主治闭经。本品 6～10 克，水煎服。标本号 376。

1353. 石胡荽 *Centipeda minima* (L.) A. Br. et Aschers.

一年生小草本。全草入药。清热解毒、通窍散寒、祛风利湿、散瘀消肿。治鼻炎、咽喉炎、跌打损伤。本品 10～15 克，水煎服。标本号 338。

1354. 茼蒿 *Chrysanthemum coronarium* L.

一年生草本。具特殊香味。有清心、养心、降压、润肺、清痰功效。主治咳嗽。适量食用。标本号 1067。

1355. 菊花脑 *Dendranthema indicum* (L.) Des. Moul.

多年生草本。有清热解毒、调中开胃、降血压功效。主治疮毒。本品 6～10 克，水煎服。标本号 1445。

1356. 蓟（大蓟）*Cirsium japonicum* Fisch. ex DC.

多年生草本。全草凉血、止血、祛痰、消痈肿。治肺结核、高血压等。主治出血。本品 10～15 克，水煎服。标本号 1665。

1357. 线叶蓟（条叶蓟）*Cirsium lineare* (Thunb.) Sch.-Bip.

多年生草本。全草入药。活血化瘀、消肿解毒、清热凉血。主治疮疖。本品 10～15 克，水煎服。标本号 1261。

1358. 刺儿菜（小蓟）*Cirsium setosum* (Willd.) MB.

多年生草本。全草入药。凉血、行瘀、止血。根状茎可外用治痈疖疮疡等。主治软组织损伤。本品 10～15 克，水煎服。标本号 434。

1359. 白酒草（荒田蒿）*Conyza japonica* (Thunb.) Less.

一或二年生草本。根入药。清热解毒、祛风止痒、利湿、散瘀、消肿。主治风疹。本品 10～15 克，水煎服。标本号 386。

1360. 香丝草（野塘蒿）*Conyza bonariensis* (L.) Cronq.

一年生草本。全草有疏风解表、行气止痛、祛风除湿功效。主治风热感冒、脾胃气滞、风湿热痹等。主治感冒、风湿。本品 10～15 克，水煎服。标本号 1962。

1361. 金鸡菊 *Coreopsis drummondii* Torr. et Gray

一年生或二年生草本。全株入药。治肠炎、痢疾。本品 10～15 克，水煎服。

标本号 1331。

1362. 大丽花 *Dahlia pinnata* Cav.

多年生草本。块根入药。用于跌打肿痛。标本号 1085。

1363. 线叶金鸡菊 *Coreopsis lanceolata* L.

多年生草本。全草入药。有化瘀消肿、清热解毒功效。本品 10 ～ 15 克，水煎服。标本号 2058。

1364. 蜂斗菜 *Petasites japonicus* (Sieb. et Zucc.) Maxim.

多年生草本。根状茎入药。解毒散瘀，外敷治骨折及蛇伤等。标本号 2322。

1365. 野菊 *Dendranthema indicum* (L.) Des Moul.

多年生草本。全草及根、花入药。清热解毒。治痈肿、疔疮、目赤、瘰疬、天泡疮、湿疹。还可治妇人乳痈、蜈蚣咬伤等。本品 10 ～ 15 克，水煎服。标本号 84。

1366. 神农香菊 *Dendranthema indicum* var. *aromaticum*

多年生草本。花叶浓香。有平肝明目、清咽利喉、清热解毒、散风降压功效。主治感冒、头痛、菌痢、肠炎、便秘、冠心病和高血压等。本品 10 ～ 15 克，水煎服。标本号 685。

1367. 菊花 *Chrysanthemum morifolium* Ramat.

多年生草本。花入药。疏风、清热、明目、解毒。治头痛、眩晕、目赤、心胸烦热、疔疮、肿毒。标本号 1717。

1368. 毛华菊 *Chrysanthemum vestitum* (Hemsl.) Stapf

多年生草本。花入药。有清热、解毒功效。主治疔疮。标本号 806。

1369. 鳢肠（旱莲草）*Eclipta prostrata* (L.) L.

一年生草本。全草入药。有活血散瘀、补肝肾及收敛、止血功效。治跌打损伤、头昏眼花、出血崩漏。本品 10 ～ 15 克，水煎服。标本号 177。

1370. 一点红 *Emilia sonchifolia* (L.) DC.

一年生草本。全草清热、利水、凉血、解毒。治痢疾、肠炎、腹泻、便血、水肿、肠痈、聤耳、目赤、喉蛾、疔疮、肿毒。本品 10 ～ 15 克，水煎服。标本号 409。

1371. 一年蓬 *Erigeron annuus* (L.) Pers.

一或二年生草本。清热解毒、助消化。治消化不良、肠炎腹泻、传染性肝炎、淋巴结核、血尿。临床报道其可治疗疟疾和急性传染性肝炎。本品 10 ～ 15 克，水煎服。标本号 34。

1372. 轮叶泽兰 *Eupatorium japonicum* Thunb.var. *tripartitum* Makino

多年生草本。产县北。茎叶入药。消炎清热、活血散瘀。治感冒、咳喘、风湿、痹痛、跌打损伤等。本品 10 ～ 15 克，水煎服。标本号 1454。

1373. 佩兰 *Eupatorium fortunei* Turcz.

多年生草本。全草药用。醒脾开胃、发表解暑。用于湿浊中阻、脘痞呕恶、口中甜腻、口臭、多涎、暑湿表证、湿温初起、发热倦怠、胸闷不舒。主治中暑。本品 6 ～ 10 克，水煎服。标本号 1844。

1374. 泽兰 *Eupatorium japonicum* Thunb.

多年生草本。茎叶入药。消炎清热、活血散瘀。治感冒咳喘、风湿痹痛、跌打损伤。主治闭经。本品 10 ～ 15 克，水煎服。标本号 830。

1375. 林泽兰 *Eupatorium lindleyanum* DC.

多年生草本。根治感冒、疟疾、肠寄生虫病。本品 10 ～ 15 克，水煎服。标本号 1038。

1376. 粗毛牛膝菊 *Galinsoga quadriradiata* Ruiz et Pav.

一年生草本。全草入药。对肝炎、胆囊炎、咽喉炎及感冒哮喘有一定疗效。主治肝炎。本品 10 ～ 15 克，水煎服。标本号 1454。

1377. 鼠麴草（软曲）*Gnaphalium affine* D. Don

一年生草本。全草化痰、止咳、祛风寒。治咳嗽痰多、气喘、风寒感冒、蚕豆病、筋骨疼痛、白带、痛疡、外伤出血、毒蛇咬伤等。本品 10 ～ 15 克，水煎服。标本号 290。

1378. 秋鼠麴草 *Gnaphalium hypoleucum* DC.

多年生草本。地上部分入药。治外感风寒、咳嗽痰喘、蚕豆病。主治感冒咳嗽。本品 6 ～ 10 克，水煎服。标本号 464。

1379. 细叶鼠麴草 *Gnaphalium japonicum* Thunb.

一年生细弱草本。全草入药。解表、清热、明目利水、祛风去湿。主治感冒咳嗽。本品 10 ～ 15 克，水煎服。标本号 2951。

1380. 菊三七（三七草）*Gynura japonica* (Thunb.) Juel.

多年生草本。全草活血止血、解毒。治跌打损伤、衄血、咳血、吐血、乳痈、无名肿毒、毒虫蜇伤。本品 10 ～ 15 克，水煎服。标本号 5。

1381. 革命草 *Gynua crepidioies* Benth

一年生草本。全草活血止血、解毒。治跌打损伤、衄血、咳血、吐血、乳痈、无名肿毒、毒虫蜇伤。本品适量捣敷。标本号 1820。

1382. 向日葵 *Helianthus annuus* L.

一年生草本。全株药用。对跌打损伤、肠炎、痢疾及泌尿系统感染有疗效。有活血、止血作用。葵花盘可消肿解毒，葵花杯可治白带，干叶的酊剂有增食欲和降压功能。本品 10 ～ 15 克，水煎服。标本号 2165。

1383. 菊芋 *Helianthus tuberosus* L.

多年生草本。茎叶药用。有降压清热功效。标本号 2166。

1384. 泥胡菜 *Hemistepta lyrata* (Bunge)Bunge

一年生草本。全草清热解毒、消肿祛瘀。治痔漏、痈肿、疔疮、外伤出血、骨折。治软组织损伤。本品 10 ～ 15 克，水煎服。标本号 425。

1385. 山柳菊 *Hieracium umbellatum* L.

多年生草本。全草入药。清热解毒、利湿消积。治痈肿、疮疖、尿路感染、腹痛积块、痢疾等。本品 10 ～ 15 克，水煎服。标本号 2952。

1386. 旋覆花 *Inula japonica* Thunb.

多年生草本。花入药。治感冒咳喘、祛痰下气、风湿痹痛、痈疮肿毒等。主治咳喘气逆。本品 10 ～ 15 克，水煎服。标本号 530。

1387. 线叶旋覆花（条叶旋覆花）*Inula lineariifolia* Turcz.

多年生草本。功效同旋覆花。标本号 1204。

1388. 中华苦荬菜（小苦荬菜）*Ixeris chinensis* (Thunb.) Kitag.

多年生草本。全草药用。清热利湿、活血化瘀。治肿毒疔疮。本品鲜草捣碎外敷。标本号 501、508。

1389. 细叶苦荬 *Ixeris gracilis* Stebb.

多年生草本。全草入药。清热解毒、消炎止痛。治黄疸型肝炎、结膜炎、疖肿。本品 10 ～ 15 克，水煎服。标本号 2840。

1390. 多头苦荬菜 *Ixeris polycephala* Cass.

多年生草本。全草入药。清热、解毒、止血。本品 10 ～ 15 克，水煎服。标本号 1641。

1391. 齿缘苦荬菜 *Ixeris dentate* (Thunb.) Nakai

多年生草本。全草入药。清热、解毒、止血。本品 10 ～ 15 克，水煎服。标本号 1769。

1392. 苦荬菜 *Ixeris polycephala* Cass.

多年生草本。液汁可作农药杀虫。标本号 976。

1393. 抱茎苦荬菜 *Ixeris sonchifolia* (Bunge) Hance

一或二年生草本。产车潭畈。全草乳汁可防治农作物害虫。标本号 1852。

1394. 马兰 *Kalimeris indica* (L.)Sch.-Bip.

多年生草本。全草有败毒抗癌、凉血散瘀、消肿止痛、清热解毒、止血、利湿、消食、消积功效。主治感冒发热、咳嗽、急性咽炎、扁桃体炎、流行性腮腺炎、传染性肝炎，胃、十二指肠溃疡、小儿疳积、肠炎、痢疾、吐血、月经不调、崩漏、湿热黄疸。本品 10 ～ 15 克，水煎服。外用治疮疖肿痛、乳腺炎、外伤出血等。

标本号 183。

1395. 全叶马兰 *Kalimeris integrifolia*

多年生草本。全草有清热解毒、止咳功效。主治感冒发热、咳嗽、咽炎、扁桃体炎、黄疸、小儿疳积，胃、十二指肠溃疡、肠炎、痢疾、吐血、衄血、疮疖肿毒、乳腺炎、外伤出血等。本品 10 ～ 15 克，水煎服。标本号 2953。

1396. 毡毛马兰 *Kalimeris shimodai* (Kitam.) Kitam.

多年生草本。全草有清热解毒、利尿、凉血、止血功效。主治尿血。本品 10 ～ 15 克，水煎服。标本号 2373。

1397. 台湾莴苣 *Lactuca formosana* Maxim.

二年生草本。全草入药。治乳腺炎、扁桃体炎、痔疮、毒蛇咬伤。本品 5 克，水煎服。标本号 1181。

1398. 山莴苣 *Lactuca sibirica* (L.) Sojak

多年生草本。全草解热。粉末涂搽治疣瘤。标本号 173。

1399. 高莴苣（山苦菜）*Lactuca elata*

二年生草本。有乳状液汁。全草有清热解毒、祛风除湿功效。主治风湿、发痧、腹痛、痈疡疔肿等。本品 10 ～ 15 克，水煎服。标本号 789。

1400. 莴苣 *Lactuca sativa* L.

二年生草本。茎、叶入药。作蔬菜食用。性凉味苦甘。治小便不利、尿血、乳汁不通。本品 10 ～ 15 克，水煎服。标本号 2090。

1401. 蒙山莴苣 *Lactuca tatarica* (L.) C. A. Mey.

多年生草本。有乳状液汁。全草有清热解毒、活血排脓功效。主治痢疾、肠炎、疮疖痈肿、痔疮等。标本号 1437。

1402. 六棱菊 *Laggera alata* (D. Don) Sch.-Bip. ex Oliv.

多年生草本。全草祛风、除湿、化滞消瘀、消肿、解毒。治感冒、咳嗽身疼、腹痛泻痢、风湿关节痛、妇女闭经、跌打损伤、湿毒瘙痒。主治消化不良。本品 10 ～ 15 克，水煎服。标本号 1363。

1403. 稻槎菜（黄花菜）*Lapsanastrum apogonoides* Maxim.

一年生矮小草本。全草入药。清热解毒。治咽喉炎、痢疾、乳痈等。本品 10 ～ 15 克，水煎服。标本号 1660。

1404. 大丁草 *Gerbera anandria* (L.) Sch.-Bip.

多年生草本。全草祛风湿、解毒。治风湿麻木、咳喘、疔疮等。本品 10 ～ 15 克，水煎服。标本号 959。

1405. 薄雪火绒草 *Leontopodium japonicum* Miq.

多年生草本。花入药，止咳。主治咳嗽。标本号 277。

1406. 橐吾 *Ligularia sibirica* (L.) Cass.

多年生草本。全草有润肺、化痰、定喘、止咳、止血、止痛功效。主治肺痨、咳喘。本品 10 ~ 15 克，水煎服。标本号 1804。

1407. 窄头橐吾 *Ligularia stenocephala*（Maxim.）Matsum. et Koidz.

多年生草本。全草有润肺止咳、舒筋活络功效。主治咳嗽痰喘、肾虚腰痛、肺痨咯血、乳痈、水肿。本品 10 ~ 15 克，水煎服。标本号 412。

1408. 毛连菜 *Picris hieracioides* L.

一年生草本。头状花序有润肺止咳、化痰平喘、宽胸功效，治咳嗽痰多、咳喘、嗳气、胸腹闷胀等症。全草泻火解毒、祛瘀止痛。治跌打损伤、无名肿毒。根利小便。主治咳喘。本品 10 ~ 15 克，水煎服。标本号 1716。

1409. 除虫菊 *Pyrethrum cinerariifolium* Trev.

多年生草本。花、叶入药。花、叶干后制成粉末作蚊香除蚊。标本号 1562。

1410. 风毛菊 *Saussurea japonica* (Thunb.) DC.

二年生草本。全草入药。用于风湿骨病，外用治蛇伤。主治风湿。本品 10 ~ 15 克，水煎服。标本号 2955。

1411. 三角叶风毛菊 *Saussurea deltoidea* (DC.) Sch.-Bip.

二年生草本。根、叶入药。治脱肛。标本号 2180。

1412. 林荫千里光 *Senecio nemorensis* L.

多年生草本。全草入药。清热解毒。治热痢、眼肿、痈疖、疔毒、痢疾。本品 10 ~ 15 克，水煎服。标本号 1370。

1413. 蒲儿根 *Sinosenecio oldhamianus* (Maxim.) B. Nord.

二年生草本。全草入药。行血、解毒、清热、消肿。治跌打损伤、疮毒、疮疡。本品捣烂外敷。标本号 1312。

1414. 千里光 *Senecio scandens* Buch.-Ham. ex D. Don

多年生草本。全草清热、解毒、杀虫、明目。治各种急性炎症。治风火赤眼、痢疾等。本品 10 ~ 15 克，水煎服。标本号 431。

1415. 狗舌草 *Tephroseris kirilowii* (Turcz. ex DC.) Holub

多年生草本。产瓮门关。全草入药。可治尿漏炎症、疥疮、热淋等。本品 10 ~ 15 克，水煎服。标本号 1408。

1416. 毛梗豨莶 *Siegesbeckia glabrescens* Makino

一年生草本。地上部分入药。祛风湿、利筋骨、降血压。主治高血压、急性黄疸型肝炎、中风、半身不遂、蛇虫咬伤。本品 10 ~ 15 克，水煎服。标本号 1956。

1417. 豨莶 *Siegesbeckia orientalis* L.

一年生草本。全草入药。解毒镇痛、清热凉血。治风湿痹痛及肝炎、胆囊炎等。主治风湿。本品 10 ～ 15 克，水煎服。标本号 1956。

1418. 腺梗豨莶 *Siegesbeckia pubescens* Makino

一年生草本。用途同豨莶。标本号 48。

1419. 一枝黄花 *Solidago decurrens* Lour.

多年生草本。根清热解毒、疏散风热，用于喉痹、乳蛾、咽喉肿痛、疮疖肿毒、风热感冒等。主治扁桃体炎。本品 10 ～ 15 克，水煎服。标本号 1742。

1420. 苦苣菜 *Sonchus oleraceus* L.

一或二年生草本。根有清热解毒、凉血止血功效。主治咽喉肿痛、肠炎、痢疾、黄疸、吐血、衄血、便血、崩病、血淋、疔疱、肠痈、痔疮、毒蛇咬伤等。本品 10 ～ 15 克，水煎服。标本号 985。

1421. 甜叶菊 *Stevia rebaudiana* Bertoni

多年生草本。全草有调节血压，软化血管，降血脂，降血糖，抑菌止血，镇痛，减肥养颜，帮助消化，促进胰腺、脾胃功能和清热解毒功效。糖源植物。主治高血脂。本品 1 克，泡茶饮。标本号 1086。

1422. 兔儿伞 *Syneilesis aconitifolia* (Bge.) Maxim.

多年生草本。有小毒。全草祛风除湿、解毒活血、消肿止痛。治风湿麻木、关节疼痛、痈疽疮肿、跌打损伤。本品 10 ～ 15 克，水煎服。标本号 329。

1423. 山牛蒡 *Synurus deltoides* (Ait.) Nakai

多年生草本。全草入药。清热、凉血、解毒。治湿热发斑、皮下出血、咽痛、斑疹。本品 6 ～ 10 克，水煎服。标本号 497。

1424. 万寿菊 *Tagetes erecta* L.

一年生栽培草本。花序平肝清热、祛风化痰。治头晕目眩、风火眼痛、小儿惊风、感冒咳嗽、百日咳、乳痈、疰腮。主治眩晕。本品 3 ～ 6 克，水煎服。标本号 329。

1425. 孔雀菊 *Tagctas paula*

一年生草本。全草有清热利湿、止咳化痰、补血通经功效。主治百日咳、气管炎、感冒、痢疾、牙痛、风火眼痛。本品 6 ～ 10 克，水煎服。外用治疰腮、乳痈等。标本号 1637。

1426. 蒲公英 *Taraxacum mongolicum* Hand.-Mazz.

多年生草本。全草清热解毒、消肿散结、利尿通淋。用于疔疮肿毒、乳痈、瘰疬、目赤、咽痛、肺痈、肠痈、湿热黄疸、热淋涩痛、疮疖。本品 10 ～ 15 克，水煎服。标本号 1709。

1427. 狗舌草 *Tephroseris kirilowii* (Turcz. ex DC.) Holub

多年生草本。可治尿路炎症、疥疮等。本品 15 克，水煎服。标本号 1311。

1428. 款冬 *Tussilago farfara* L.

多年生草本。根茎和花蕾入药。有止咳、化痰、润肺功效。主治咳喘。本品 10 ～ 15 克，水煎服。标本号 2091。

1429. 苍耳 *Xanthium sibiricum* Patrin ex Widder

一年生草本。茎叶祛风散热、解毒杀虫。治头晕、湿痹拘挛、目赤、目翳、疯癫、疔肿、热毒、疮疡、皮肤瘙痒。主治鼻炎。本品 6 ～ 15 克，水煎服。标本号 50。

1430. 黄鹌菜 *Youngia japonica* (L.) DC.

一年生草本。全草或根入药。清热解毒、消肿止痛。治感冒、咽痛、乳腺炎、结膜炎、疮疖、尿路感染、白带、风湿性关节炎。本品 6 ～ 15 克，水煎服。标本号 1565。

1431. 百日菊 *Zinnia elegans* Jacq.

一年生草本。全草入药。清热利尿。主治痢疾、淋证、乳头痈。本品 6 ～ 10 克，水煎服。标本号 1068。

1432. 大吴风草 *Farfugium japonicum* (L. f.) Kitam.

多年生草本。全草药用。泡酒内服除风湿。标本号 2325。

一六七、香蒲科 Typhaceae

1433. 水烛 *Typha angustifolia* Linn.

多年生沼生、水生或湿生草本。花粉入药。为消炎、利尿和止血剂。主治胃炎。本品 1 ～ 3 克，开水冲服。标本号 1963。

一六八、眼子菜科 Potamogetonaceae

1434. 眼子菜 *Potamogeton distinctus* A. Benn.

多年生水生草本。全草清热、利水、止血、消肿、驱蛔。治痢疾、黄疸、淋病、带下、血崩、痔血、蛔虫病、疮疡红肿。本品 10 ～ 15 克，水煎服。标本号 1088。

1435. 浮叶眼子菜 *Potamogeton natans* L.

多年生草本。全草有解热、利水、止血、补虚、健脾功效。主治目赤红肿、牙痛、水肿、痔疮、蛔虫病、干血痨、小儿疳积等。本品 10 ～ 15 克，水煎服。

标本号 1418。

一六九、泽泻科 Alismataceae

1436. 泽泻 *Alisma plantago-aquatica* Linn.

多年生水生沼生草本。球茎药用。利尿、渗湿清热。主治水肿。本品 6 ～ 10 克，水煎服。标本号 234。

1437. 矮慈姑 *Sagittaria pygmaea* Miq.

一年生水生草本。全草入药。清热解毒。治咽喉肿痛。本品 10 ～ 15 克，水煎服。外敷治痈肿。标本号 796。

1438. 慈姑 *Sagittaria trifolia* L. var. *sinensis* (Sims.) Makino

多年生水生或沼生草本。全草治黄疸、瘰疬、蛇咬伤。主治淋巴结炎。本品 10 ～ 15 克，水煎服。标本号 471。

一七○、水鳖科 Hydrocharitaceae

1439. 水车前 *Neosinocalamus affinis* (Rendle) Keng

一年生水生草本。茎叶治痈疽、烫火伤等症。主治痈疽。本品捣烂外敷。标本号 1215。

1440. 苦草 *Vallisneria natans* (Lour.) Hara

多年生沉水草本。全草药用。理气和血。产后煎服，可逐恶露。主治恶露不尽。本品 10 克，水煎服。标本号 2169。

一七一、禾本科 Gramineae

1441. 慈竹（丛竹）*Neosinocalamus affinis* (Rendle) Keng

丛生竹本。根入药。下乳。标本号 2326。

1442. 阔叶箬竹 *Indocalamus latifolius* (keng) McClure

灌木型竹类。包粽子原料。有清热解毒、止血功效。治喉痹、失音、妇女血崩。主治咽喉炎。本品 10 ～ 15 克，水煎服。标本号 1747。

1443. 箬竹 *Indocalamus tessellatus* (Munro) Keng f.

竹本。叶、叶柄入药。清热、止血、解毒消肿。标本号 1090。

1444. 桂竹 *Phyllostachys bambusoides* Sieb. et Zucc.

竹本。幼苗入药。治小儿痘疹不出。标本号 2183。

1445. 水竹 *phyllostachys heteroclada* Oliver.

竿高 5 ～ 6 米。有清热解毒、利尿消肿功效。主治水肿、肺热咳嗽、赤白下痢、小便不利、咽喉肿痛、痈疖疔肿等。本品 6 ～ 10 克，水煎服。标本号 1097。

1446. 紫竹 *Phyllostachys nigra* (Lodd. ex Lindl.) Munro

竿高 3 ～ 5 米。有祛风、散热、解毒功效。治闭经、症瘕、狂犬咬伤。主治风湿。本品 30 克，水煎服。标本号 1095。

1447. 毛竹 *Phyllostachys heterocycla* (Carr.) Mitford cv. *Pubescens*

乔木状竹类。竹笋入药。消痰、滑肠、透毒、解醒。煎汤或煮食。标本号 1093。

1448. 刚竹 *Phyllostachys sulphurea* (Carr.) A. et C. Riv. cv. *Viridis*

竹本。根状茎、根入药。平喘止痰、祛风除湿。治咳嗽痰多、气喘痰咳、风湿骨痛。本品 10 ～ 15 克，水煎服。标本号 1096。

一七二、禾亚科 Achualheum

1449. 看麦娘 *Alopecurus aequalis* Sobol.

一年生草本。全草入药。利湿、消肿。用于水肿、水痘。本品 10 ～ 15 克，水煎服。标本号 1690。

1450. 野燕麦（野大麦）*Avena fatua* Linn.

一年生草本。茎叶、种子入药。止血止汗。治吐血、自汗、盗汗、虚汗、崩漏。本品 15 ～ 20 克，水煎服。标本号 2171。

1451. 毛臂形草 *Brachiaria villosa* (Lam.) A. Camus

一年生草本。全草入药。用于小便赤涩、大便秘结。本品 15 克，水煎服。标本号 971。

1452. 雀麦 *Bromus japonicus* Thunb. ex Murr.

一年生草本。茎叶入药。杀虫、催胎、止汗。标本号 406。

1453. 拂子茅 *Calamagrostis epigeios* (L.) Roth

多年生草本。全草入药。祛风止痛。治风湿关节痛。本品 15 克，水煎服。标本号 540。

1454. 薏苡 *Coix lacryma-jobi* Linn.

一年生草本。薏仁入药。有健脾胃、祛湿功效。主治湿重、脚气。本品 20 ～ 30 克，水煎服。标本号 260。

1455. 橘草 *Cymbopogon goeringii* (Steudel) A. Camus

多年生草本。全草入药。平喘止咳、消炎止泻、止血、祛风湿、通经络。治急慢性气管炎、支气管哮喘、风湿性关节炎、跌打损伤、水泻。本品 10 ～ 15 克，水煎服。标本号 1790。

1456. 扭鞘香茅 *Cymbopogon hamatulus* (Nees ex Hook. et Arn.) A. Camus

多年生草本。叶入药。驱蚊。标本号 1923。

1457. 狗牙根 *Cynodon dactylon* (L.) Pers.

多年生草本。全草祛风、活络、解热、止血、生肌。治风湿痿痹拘挛、半身不遂、劳伤吐血、跌打损伤、刀伤、臁疮。主治风湿。本品 10～15 克，水煎服。标本号 1112。

1458. 止血马唐 *Digitaria ischaemum* (Schreb.) Schreb. ex Muhl.

一年生草本。全草主调中、明耳目。标本号 1478。

1459. 稗 *Echinochloa crusgalli* (L.) Beauv.

一年生草本。全草调经止血。用于鼻衄、便血、月经过多、产后出血。种子益气、健脾、透疹、止咳、补中利水。用于麻疹、水痘、百日咳、脱肛、浮肿等。主治出血。本品 15 克，水煎服。标本号 1330。

1460. 牛筋草 *Eleusine indica* (L.) Gaertn.

一年生草本。全草入药。祛风清热、活血止痛。治伤暑发热、黄疸、痢疾、跌打损伤，预防乙型脑炎。本品 10～15 克，水煎服。标本号 1320。

1461. 大画眉草 *Eragrostis cilianensis* (All.) Link. ex Vignclo-Lutati

一年生草本。药用，与画眉草同效。标本号 2998。

1462. 知风草 *Eragrostis ferruginea* (Thunb.) P. Beauv.

多年生草本。根入药。活血散瘀。用于跌打损伤。标本号 2997。

1463. 乱草 *Eragrostis japonica* (Thunb.) Trin

一年生草本。有清热凉血功效。主治咳血、吐血。本品 15 克，水煎服。标本号 2960。

1464. 画眉草 *Eragrostis pilosa* (L.) P. Beauv.

一年生草本。全草入药。疏风清热、利尿。主治尿路感染、肾盂肾炎、膀胱炎、膀胱结石、肾结石、结膜炎。花序能止痒，治黄水疮。主治热淋、石淋。本品 15 克，水煎服。标本号 1060。

1465. 鲫鱼草 *Eragrostis tenella* (L.) Beauv. ex Roem. et Schult.

一年生草本。全草入药。用于咳嗽、吐血。标本号 1961。

1466. 野黍 *Eriochloa villosa* (Thunb.) Kunth

一年生草本。全草入药。镇静安神。主治视力模糊、火眼、结膜炎。标本号 2185。

1467. 大麦 *Hordeum vulgare* Linn.

一年生草本。发芽颖果入药。行气消食、健脾开胃、退乳消胀。治食积不消、腹泻。主治消化不良、回乳。本品 15 克，水煎服。标本号 2094。

1468. 白茅 *Imperata cylindrica* (L.) Beauv. var. *major* (Nees) C. E. Hubbard

多年生草本。根茎凉血止血、清热利尿。用于血热吐血、衄血、尿血、热病烦渴、湿热黄疸、水肿尿少、热淋涩痛。主治出血。本品 10 ～ 15 克，水煎服。标本号 1121。

1469. 淡竹叶 *Lophatherum gracile* Brongn.

多年生草本。全草入药。为清凉解热利尿剂。用于热病口渴，对口腔炎、牙龈肿痛也有效。本品 10 克，水煎服。标本号 418。

1470. 五节芒 *Miscanthus floridulus* (Lab.) Warb. ex Schum. et Laut.

多年生草本。根状茎入药。利尿、止渴。用于热病口渴、小便不利。主治热淋。本品 10 克，水煎服。标本号 2963。

1471. 芒 *Miscanthus sinensis* Anderss.

多年生草本。根状茎入药。利尿、止渴。用于热病口渴、小便不利。主治热淋。本品 10 ～ 15 克，水煎服。标本号 1120。

1472. 稻 *Oryza sativa* L.

一年生草本。发芽果实入药。健脾开胃、和中消食。治消化不良、宿食不化、不思饮食、泄泻。本品 6 ～ 10 克，水煎服。标本号 2096。

1473. 糯稻 *Oryza sativa* L. ssp. *indica*

一年生草本。根治盗汗。标本号 2098。

1474. 稷 *Panicum miliaceum* L.

一年生草本。种子入药。补中益气。治泻痢、吐逆、咳嗽、胃痛、小儿口疮、烫伤。本品 6 ～ 10 克，水煎服。标本号 2099。

1475. 雀稗 *Paspalum thunbergii* Kunth ex Steud.

多年生草本。全草入药。清热解毒。治牙痛、肺炎、肝炎、跌打损伤。标本号 768。

1476. 狼尾草 *Pennisetum alopecuroides* (L.) Spreng.

多年生草本。全草或根入药。清肺止咳。用于肺热咳嗽、目赤肿痛。主治咳嗽。本品 10 ～ 15 克，水煎服。标本号 1958。

1477. 显子草 *Phaenosperma globosa* Munro ex Benth.

多年生草本。全草有补虚健脾、和血调经功效。主治病后体虚、闭经、脾虚腹胀等。本品 10 ～ 15 克，水煎服。标本号 1211。

1478. 早熟禾 *Poa annua* L.

一年生草本。全草入药。清热解毒。口服发汗，外治跌打损伤、溃疡不收。本品 10 ～ 15 克，水煎服。标本号 1257。

1479. 鹅观草 *Roegneria kamoji* Ohwi

多年生草本。有清热凉血、镇痛功效。主治咳嗽、痰中带血、风丹、劳伤疼痛等。本品 10 ～ 15 克，水煎服。标本号 1118。

1480. 甘蔗 *Saccharum officinarum* Linn.

多年生草本。茎秆入药。清热、生津、下气、润燥。治阴虚咳嗽、热病津伤、心烦口渴、肺燥咳嗽、大便燥结。本品适量食用。标本号 2101。

1481. 囊颖草 *Sacciolepis indica* (L.) A. Chase

一年生草本。全草入药。外用治跌打损伤。标本号 2965。

1482. 金色狗尾草 *Setaria glauca* (L.) Beauv.

一年生草本。有清热、明目、止痢功效。主治目赤肿痛、眼睑炎、赤白痢疾。本品 10 ～ 15 克，水煎服。标本号 447 号。

1483. 粟 *Setaria italica* (L.) Beauv. var. *germanica* (Mill.) Schrad.

一年生草本。种子入药。治脾胃虚弱，胃不和所致失眠。标本号 2102。

1484. 狗尾草 *Setaria viridis* (L.) Beauv.

一年生草本。全草入药。祛风明目、清热利尿。治风热感冒、黄疸型肝炎，外用治淋巴结核。本品 10 ～ 15 克，水煎服。标本号 481。

1485. 高粱 *Sorghum bicolor* (L.) Moench

一年生草本。种仁、根入药。种仁温中、利气、止泻。治霍乱、大小便不利、失眠多梦。根治狂病、精神失常、黄疸、水肿、咳嗽、喘气。主治失眠。本品 30 ～ 50 克，水煎服。标本号 2103。

1486. 鼠尾粟 *Sporobolus indicus* (L.) R. Br. var purpurea

多年生草本。有清热解毒、凉血、利尿功效。主治流脑、乙脑高热神昏、传染性肝炎、赤白痢疾、热淋、尿血等。本品 15 克，水煎服。标本号 1797。

1487. 黄背草 *Themeda japonica* (Willd.) Tanaka

多年生草本。全草入药。清热解毒。治尿结石、乳糜尿。主治泌尿系统结石。本品 15 克，水煎服。标本号 1284。

1488. 小麦 *Triticum aestivum* Linn.

二年生草本。浮小麦入药。养心、益肾、除热、解渴。治躁烦热、消渴、泻痢、外伤出血。本品 30 ～ 50 克，水煎服。标本号 2104。

1489. 玉蜀黍（苞谷）*Zea mays* Linn.

一年生草本。头须入药。须治肾炎、水肿、脚气、肝炎、高血压、胆囊炎、胆结石、糖尿病、吐血、鼻渊。玉米轴治小便不利、水肿、脚气等。主治胆结石。本品 10 ～ 15 克，水煎服。标本号 2105。

1490. 茭白 *Zizania caduciflora* (Turcz. ex Trin.) Hand.- Mazz.

多年生宿根水生草本。根和根茎入药。治二便不利、乳汁不通。本品 10 克，煎服。标本号 428。

一七三、莎草科 Cyperaceae

1491. 球柱草 *Bulbostylis barbata* (Rottb.) C. B. Clarke

一年生草本。有凉血、止血功效。主治出血症，如呕血、咯血、衄血、尿血、便血等。本品 10 ～ 15 克，水煎服。标本号 942。

1492. 扁穗莎草 *Cyperus compressus* Linn.

一年生草本。全草入药。外用治跌打损伤。标本号 1266。

1493. 长尖莎草 *Cyperus cuspidatus* H. B. K.

一年生草本。全草入药。清热、止咳。标本号 302。

1494. 异型莎草 *Cyperus difformis* Linn.

一年生草本。全草入药。利尿通淋、止血。用于热淋、小便不利、吐血。主治尿路感染。本品 10 ～ 15 克，水煎服。标本号 1966。

1495. 碎米莎草 *Cyperus iria* Linn.

一年生草本。全草入药。有祛风除湿、调经利尿功效。主治风湿筋骨疼痛、跌打损伤、月经不调、经痛、闭经、尿路结石等。本品 10 ～ 15 克，水煎服。标本号 960。

1496. 三轮草 *Cyperus orthostachyus* Franch. et Savat.

一年生草本。全草或根入药。有祛风止痛、清热泻火、消炎功效。主治感冒、咳嗽、疟疾、痰喘、慢性支气管炎。主治咳喘。本品 10 ～ 15 克，水煎服。标本号 2967。

1497. 香附子（莎草） *Cyperus rotundus* Linn.

多年生草本。块茎药用。疏肝理气、镇痛、健胃。又为妇科用药，苗花序可散气郁，利胸膈，降炎热。主治月经不调。本品 15 ～ 50 克，水煎服。标本号 1119。

1498. 牛毛毡 *Heleocharis yokoscensis* (Franch. et Savat.) Tang et Wang

多年生草本。全草入药。治高血压、小便涩痛、淋证。本品 10 ～ 15 克，水煎服。标本号 813。

1499. 荸荠 *Heleocharis dulcis* (Burm. f.) Trin.

一年生草本。地下球茎药用。清热化痰，消积。治瘟病消渴、黄疸、热淋、痞疾、目赤、咽喉肿痛。标本号 1128。

1500. 两歧飘拂草 *Fimbristylis dichotoma* (L.) Vahl

二年生草本。全草入药。清热解毒。用于小儿胎毒。本品 6 ～ 10 克，水煎服。标本号 967。

1501. 砖子苗 *Mariscus umbellatus* Vahl

多年生草本。全草有止咳化痰、宣肺解表、祛风解郁、调经功效。主治风寒感冒、咳嗽痰多。本品 10 ～ 15 克，水煎服。标本号 656。

1502. 类头序花藨草 *Scirpus subcapitatus* Thw.

多年生草本。有利尿通淋、清热解毒、安神止痛功效。主治热淋、尿路感染、糖尿病、失眠、目赤肿痛等。本品 10 ～ 15 克，水煎服。标本号 1971。

1503. 荆三棱 *Scirpus yagara* Ohwi

多年生草本。有破血行气、消积止痛功效。主治症瘕痞块、瘀血闭经、食积胀痛等。本品 10 ～ 15 克，水煎服。

一七四、天南星科 Araceae

1504. 菖蒲 *Acorus calamus* Linn.

多年生水生草本。全株有毒。有开窍醒神、化湿、豁痰、辟秽、醒脾胃、行气滞、消胀满功效。主治癫狂、惊痫、痰厥昏迷、风寒湿痹、胸腹胀闷、慢性支气管炎、噤口毒痢。主治痰厥昏迷。本品 6 ～ 10 克，水煎服。标本号 1136。

1505. 石菖蒲 *Acorus tatarinowii* Schott

多年生水生草本。开窍，豁痰，理气，治血，散风，去湿。治癫痫、痰厥、热病神昏、健忘、气闭耳聋、心胸烦闷、胃痛、腹痛、风寒湿痹、痈疽肿毒、跌打损伤。标本号 1196。

1506. 海芋 *Alocasia macrorrhiza* (L.) Schott

多年生草本。根状茎入药。用于感冒，外用治疮疖。全株有毒，根状茎最毒。主治感冒。本品 6 ～ 10 克，水煎服。标本号 1468。

1507. 魔芋 *Amorphophallus rivieri* Durieu

多年生草本，全株有毒。有解毒、行瘀散肿、化痰、散积功效。主治疟疾、闭经、疔疮、丹毒、烫伤、乳痈、疝气、痈疖、肿毒、毒蛇咬伤等。本品捣烂外敷。标本号 936。

1508. 疏毛魔芋 *Amorphophallus sinensis* Belval

多年生草本。全株有毒。有解毒消肿功效。标本号 561。

1509. 江苏南星 *Arisaema duboisreymondiae* Engl.

多年生草本。块茎入药，同天南星功效。标本号 1589。

1510. 异叶天南星 *Arisaema beterophyllum* Bl.

多年生草本，全株有毒。有燥湿化痰、祛风止痉、散结消肿、抗癌功效。主治风湿惊厥、中风痰壅、口眼歪斜、半身不遂、癫痫、破伤风。本品 3 ～ 6 克，煎服。外用消痈肿。标本号 353。

1511. 浅裂南星 *Arisaema lobatum* Engl.

多年生草本，根药用。可止咳祛痰。标本号 1069。

1512. 灯台莲 *Arisaema sikokianum* Franch. et Sav. var. *serratum* (Makino) Hand.-Mazt

多年生草本。块根入药。同天南星功效。标本号 1624。

1513. 花南星 *Arisaema lobatum* Engl.

多年生草本。产三省垴。药用与异叶天南星同。标本号 1866。

1514. 野芋 *Colocasia antiquorum* Schott

一年生草本。产东安河。块根入药。有消肿功效。标本号 191。

1515. 芋 *Colocasia esculenta* (L.) Schott

多年生草本。有宽胃肠、破宿血、去死肌、调中补虚、行气消胀、壮筋骨、益气力、祛暑热、止痛消炎功效。主治气胀、中暑、血热消渴、头上软疖。本品适量服食。块茎可食。标本号 2106。

1516. 大藻（水浮莲）*Pistia stratiotes* L.

多年生浮水草本。有祛风发汗、利尿解毒功效。主治感冒、水肿、小便不利、风湿痛、皮肤瘙痒、荨麻疹、麻疹不透。本品 10 ～ 15 克，水煎服。外用治汗斑、湿疹、风疹。标本号 1140。

一七五、浮萍科 Lemnaceae

1517. 浮萍 *Lemna minor* L.

水生草本。全草入药。发汗、祛风、利尿、消肿。主治中风偏瘫，以七月半浮萍为丸治之。标本号 924。

1518. 紫萍 *Spirodela polyrrhiza* (L.) Schleid.

水生草本。全草入药。祛风、发汗、利尿、消肿。治麻疹不透、荨麻疹、疮癣、丹毒。本品 10 ～ 15 克，水煎服。标本号 1969。

一七六、谷精草科 Eriocaulaceae

1519. 谷精草 *Eriocaulon buergerianum* Koern.

一年生小草本。头状花序疏散风热、明目退翳。用于风热目赤、肿痛羞明、眼生翳膜、风热头痛。主治两目生翳。本品 10 ～ 15 克，水煎服。标本号 1146。

1520. 白药谷精草 *Eriocaulon cinereum* R. Br.

一年生草本。全草入药。有清肝、明目、祛风、止痛功效。主治两目生翳。药效同谷精草。标本号 1214。

一七七、鸭跖草科 Commelinaceae

1521. 饭包草（火柴头）*Commelina bengalensis* Linn.

多年生草本。全草有清热解毒、利水消肿功效。主治水肿、肾炎、小便赤短涩痛、赤痢、小儿肺炎、疔疮肿毒等。本品 6 ～ 10 克，水煎服。标本号 1260。

1522. 鸭跖草 *Commelina communis* L.

一年生草本。地上部分清热泻火、解毒、利水消肿。用于感冒发热，热病烦渴，咽喉肿痛，水肿尿少，热淋涩痛，痈痛疔毒。主治咽喉炎。本品 10 ～ 15 克，水煎服。标本号 148。

1523. 裸花水竹叶 *Murdannia nudiflora* (L.) Brenan

多年生草本。全草入药。清肺热、消肿毒。治肺热咳嗽、咳血、肿毒、扁桃体炎、咽喉炎。本品 6 ～ 10 克，水煎服。标本号 210。

1524. 水竹叶 *Murdamis triquetra* (Wall.) Bruckn.

多年生草本。全草入药。清热利尿，消肿解毒。治小便不利、咽喉肿痛、痈疖疔肿。本品 6 ～ 10 克，水煎服。标本号 311。

一七八、灯芯草科 Juncaceae

1525. 翅茎灯芯草 *Juncus alatus* Franch. et Sav.

多年生草本。全草有清心降火、利尿通淋功效。主治淋证。本品 10 ～ 15 克，水煎服。标本号 480。

1526. 灯芯草 *Juncus effusus* L.

多年生草本。茎髓清心火，利小便。用于心烦失眠，尿少涩痛，口舌生疮。主治口腔溃疡。本品 6 ～ 10 克，水煎服。标本号 185。

1527. 野灯芯草 *Juncus setchuensis* Buchen.

多年生草本。茎髓入药。清肺降火，利尿通淋。治尿路感染、感冒、疟疾、淋证。本品 6 ～ 10 克，水煎服。标本号 453。

1528. 多花地杨梅 *Luzula multiflora* (Retz.) Lej.

多年生草本。全草有清热止痛功效。主治痢疾（赤白痢）。本品 6 ～ 10 克，水煎服。标本号 1690。

一七九、雨久花科 Pontederiaceae

1529. 鸭舌草 *Monochoria vaginalis*（Burn. F.）Presl ex kunth

一年生水生草本。全草入药。有清热、解毒、止痛、止咳、平喘功效。治肠炎、痢疾、咽喉肿痛、牙龈肿痛、慢性支气管炎、扁桃体炎。本品 10 ～ 15 克，水煎服。外用治蛇虫咬伤、疮疖等。标本号 919。

1530. 雨久花（水葫芦）*Monochoria korsakowii* Regel et Maack

一年生水草。全草入药。有清热、解毒、消肿等功效。主治肾炎。本品 6 ～ 10

克，水煎服。标本号 2108。

一八〇、百部科 Stemonaceae

1531. 大百部 *Stemona tuberosa* Lour.

多年生草本。块根供药用。有润肺、止咳、杀虫功效。主治肺结核。本品 6～10 克，水煎服。标本号 1806。

一八一、百合科 Liliaceae

1532. 粉条儿菜（蛆根草）*Aletris spicata* (Thunb.) Franch.

多年生草本。山区分布。有小毒。全草清热、化痰、止咳、活血、杀虫。治咳血、气喘、肺痈、乳痈、妇人乳少、闭经、蛔虫病。主治咳喘。本品 10～15 克，水煎服。标本号 305。

1533. 洋葱 *Allium cepa* L.

多年生草本。鳞茎入药。治疮伤、溃疡、阴道滴虫、便秘等。适量食用。标本号 2109。

1534. 薤白（小根蒜）*Allium macrostemon* Bge.

多年生草本。鳞茎通阳散结，行气导滞。用于胸痹心痛、胸腹痞满胀痛、泻痢后重。主治冠心病。本品 10～15 克，水煎服。标本号 2112。

1535. 藠头 *Allium chinense* G. Don

多年生草本。鳞茎可食用。也可药用。药效同薤白标本号 2110。

1536. 葱 *Allium fistulosum* L.

多年生草本。全株入药。葱白有发汗、利尿、散寒功效。外用抗菌消炎，种子也入药。主治感冒。本品 5～7 根，加生姜煎服。标本号 2111。

1537. 大蒜 *Allium sativum* L.

二年生草本。鳞茎解毒消肿、杀虫、止痢。用于痈肿疮疡、疥癣、肺痨、顿咳、泄泻、痢疾。捣细外敷。适量食用。标本号 2113。

1538. 韭 *Allium tuberosum* Rottl. ex Spreng.

多年生草本。根茎及根须入药。有散瘀、止血功效。对高血压有一定疗效。治跌打损伤、瘀血肿痛、外伤出血。种子入药。补肾助阳、固精健胃。主治便秘。适量食用。标本号 2114。

1539. 吉祥草 *Reineckia carnea* (Andr.) Kunth

多年生常绿草本。全草有润肺止咳、清热利湿、祛风、接骨的功效。主治肺结核、咳嗽咯血、慢性支气管炎、哮喘、风湿性关节炎。主治咳喘。本品 10～15 克，水煎服。外用治跌打损伤、骨折。标本号 1825。

1540. 老鸦瓣 *Tulipa edulis* (Miq.) Baker

多年生草本。鳞茎药用。清热解毒、消肿。标本号 2328。

1541. 文竹 *Asparagus setaceus* (Kunth) Jessop

多年生草本。根入药。有凉血解毒、利尿通淋、润肺止咳的功效。主治急性气管炎。本品 10 克，水煎服。标本号 1164。

1542. 芦荟 *Aloe vera* var. *chinensis* (Haw.) Berg

多年生草本。有杀菌抗炎、免疫再生、解毒止痒、润湿、抗肿瘤、抗衰老、镇痛、防晒、促进愈合的功效。主治肝火头痛、目赤肿痛、烦热惊风、热结便秘、虫积腹痛、小儿疳积、湿疮疥癣、痔瘘、疮疖等。本品 3 ～ 5 克，水煎服。标本号 1932。

1543. 天门冬 *Asparagus cochinchinensis* (Lour.) Merr.

多年生蔓状草本。块根药用。有养阴清热、润燥生津、润肺滋肾、抗菌、抗肿瘤的功效。主治阴虚咳嗽、肺结核、支气管炎、白喉、百日咳、口燥咽干、热病口渴、糖尿病、大便燥结。本品 10 ～ 15 克，水煎服。外用治疮疡肿毒、蛇咬伤。标本号 102。

1544. 羊齿天门冬 *Asparagus filicinus* D. Don

多年生草本，块茎药用。有润肺止咳、杀虫止痒的功效。主治肺结核咳嗽、阴虚肺燥、肺痨久咳、咯痰不爽、痰中带血、疥癣瘙痒。本品 10 ～ 15 克，水煎服。标本号 3。

1545. 石刁柏 *Asparagus officinalis* L.

多年生草本。块茎药用。可作蔬菜。有润肺镇咳、祛痰杀虫的功效。可治肿瘤、癌症。本品 10 ～ 15 克，水煎服。标本号 1106。

1546. 吊兰 *Chlorophytum comosum* (Thunb.)Baker

多年生草本。有清热解毒、祛瘀消肿功效。主治咳嗽、声哑、吐血、闭经、跌打损伤、痈疽肿毒、聤耳、牙痛等。本品 10 ～ 15 克，水煎服。标本号 2117。

1547. 宝铎草 *Disporum sessile* D. Don

多年生草本。全草入药。有益气补肾、润肺止咳的功效。主治肺肾两虚咳喘、脾胃虚弱、食欲不振、泄泻、肺气不足、气短、自汗、津伤口渴、慢性肝炎、病后虚弱、小儿消化不良等。本品 10 ～ 15 克，水煎服。标本号 1162。

1548. 万寿竹 *Disporum cantoniense* (Lour.) Merr.

多年生草本。根茎入药。治风湿麻痹、跌打损伤、骨折、蛔虫病、痈疽疮疖。本品 10 ～ 15 克，水煎服。标本号 1977。

1549. 安徽贝母 *Fritillaria cnhuiensis*

多年生草本。鳞茎入药。有开郁散结、清热、化痰止咳、镇喘的功效。主治热痰咳嗽、急慢性支气管炎。本品 10 ～ 15 克，水煎服。标本号 1684。

1550. 浙贝母 *Fritillaria thunbergii*

多年生草本。鳞茎入药。有清热化痰、散结解毒功效。主治淋巴结炎、风热咳嗽、肺痈喉痹、瘰疬、疮疡肿毒等。本品 6 ～ 10 克，水煎服。标本号 233。

1551. 玉簪 *Hosta plantaginea* (Lam.) Aschers.

多年生草本。全草入药。有消肿、解毒、止血的功效。主治淋巴结炎、痈疽、瘰疬、咽肿、吐血、骨鲠、烧伤等。本品 6 ～ 10 克，水煎服。标本号 1468。

1552. 紫萼（紫玉簪）*Hosta ventricosa* (Salisb.) Stearn

多年生草本。全草入药。主治胃痛、跌打损伤、蛇咬伤等。但有毒。捣烂外敷。标本号 81。

1553. 渥丹 *Lilium concolor* Salisb.

多年生草本。鳞茎入药。有润肺止咳、宁心安神、滋补强壮、止咳的功效。主治咳嗽。本品 6 ～ 10 克，水煎服。标本号 1907。

1554. 绿花百合 *Lilium fargesii* Franch.

多年生草本。鳞茎入药。有润肺、止咳、养心功效。主治咳嗽。本品 30 克，水煎服。标本号 172。

1555. 药百合 *Lilium speciosum* Thunb. var. *gloriosoides* Baker

多年生草本。鳞茎药用。有润肺止咳、宁心安神、美容养颜、防癌抗癌的功效。治风寒咳嗽，虚寒出血。脾胃不佳者忌食。主治肺癌。本品 10 ～ 15 克，水煎服。标本号 1644。

1556. 阔叶山麦冬（寸冬）*Liriope platyphylla* Wang et Tang

多年生草本。块根入药。有清心、解渴、止咳、利尿功效。标本号 1165。

1557. 沿阶草 *Ophiopogon bodinieri* Levl.

多年生草本。小块根供药用。有滋阴润肺、益胃生津、清心除烦功效。主治伤筋心烦、食欲不振、咯血、肺燥干咳、肺痈、阴虚劳嗽、心烦失眠、咽喉疼痛、肠燥便秘、血热吐衄等。标本号 1166。

1558. 麦冬 *Ophiopogon japonicus* (L. f.) Ker-Gawl.

多年生草本。块根养阴生津、润肺清心。用于肺燥干咳、阴虚痨嗽、喉痹咽痛、津伤口渴、内热消渴、心烦失眠、肠燥便秘。主治阴虚咳嗽。本品 10 ～ 15 克，水煎服。标本号 149。

1559. 卷叶黄精 *Polygonatum cirrhifolium* (Wall.) Royle

多年生草本。块根入药。主治跌伤损伤。标本号 979。

1560. 多花黄精 *Polygonatum cyrtonema* Hua

多年生草本。块茎入药。功效同黄精。商品黄精的主要组成成分。标本号 1160。

　　1561. 黄精 *Polygonatum sibiricum* Delar. ex Redoute

　　多年生草本。块根入药。有补气养阴、健脾、润肺、益肾、抗病原微生物、抗病毒、抗疲劳、延缓衰老、止血的功效。主治脾胃虚弱、体倦乏力、口干食少、肺虚燥咳、精血不足、内热消渴，对糖尿病也很有疗效。主要用于补脾肾。本品 10 ～ 15 克，水煎服。标本号 37。

　　1562. 轮叶黄精 *Polygonatum verticillatum* (L.) All.

　　多年生草本。根状茎入药。功效同黄精。标本号 1352。

　　1563. 湖北黄精 *Polygonatum zanlanscianense* Pamp.

　　多年生草本。中药以"黄精"入药。标本号 978。

　　1564. 玉竹 *Polygonatum odoratum* (Mill.) Druce

　　多年生草本。根茎养阴、润燥、生津止渴。用于肺胃阴伤、燥热咳嗽、咽干口渴、内热消渴、便秘。本品 10 ～ 15 克，水煎服。标本号 1161。

　　1565. 蜘蛛抱蛋（一叶兰）*Aspidistra alatior* Blume

　　多年生草本。全草药用。有清热利尿、治血通经功效。主治感冒发热、肺热咳嗽、风湿痹痛、风火牙痛、头痛、跌打损伤等症。本品 10 ～ 15 克，水煎服。标本号 1868。

　　1566. 华重楼 *Paris polyphylla* var. *chinensis* (Franch.) Hara

　　多年生草本。块茎药用。清热解毒、消肿止痛。治化脓性炎症、扁桃体炎。主治痈肿疮疖。外用治毒蛇咬伤。根茎为兽药，治牛喉风及牛被毒虫咬伤。本品 10 ～ 15 克，水煎服。标本号 2329。

　　1567. 长叶重楼 *Paris targesii* var. *oblongitolia* Z. Cheng var. nov. ined.

　　多年生草本。民间以"七叶一枝花"入药，标本号 2330。

　　1568. 七叶一枝花 *Paris polyphylla* Sm.

　　多年生草本。根状茎药用。有清热解毒、消肿散结的功效。治跌打损伤、劳伤、蛇伤、疮疖。本品有毒，应慎用。孕妇忌用。标本号 1861。

　　1569. 北重楼 *Paris verticillata* M.-Bieb.

　　多年生草本。块茎入药。清热解毒、消肿散结。主治疔毒。本品捣细外敷。标本号 1559。

　　1570. 巴山重楼 *Paris bashanensis* Wang et Tang

　　多年生草本。有清热解毒、镇痛的功效。主治头痛、高血压、蛇咬伤、痢疾等。本品 15 克，水煎服。标本号 1974。

　　1571. 绵枣儿 *Scilla scilloides* (Lindl.) Druce

　　多年生草本。全草有毒。药用有消肿止痛、强心利尿、解毒功效。主治风湿、跌打损伤、腰腿疼痛、筋骨痛。外用治乳腺炎、蛇伤。本品 10 ～ 15 克，水煎服。孕妇忌服。标本号 1417。

1572. 鹿药 *Maianthemum japonicum* A. Gray

多年生草本。有清热作用。补气益肾，祛风除湿，活血调经。治劳伤、阳痿、偏正头痛、风湿疼痛、跌打损伤、乳痈、月经不调等。标本号 958。

1573. 菝葜 *Smilax china* L.

攀援灌木。根状茎药用。有祛风、活血、利尿、止渴功效。主治糖尿病。本品 10 克，水煎服。标本号 106。

1574. 长托菝葜 *Smilax ferox* Wall. ex Kunth

多年生草本。根状茎入药。祛风利湿，解毒。治风湿骨痛。本品 10 ～ 15 克，水煎服。标本号 1354。

1575. 土茯苓 *Smilax glabra* Roxb.

多年生藤本。根茎解毒、除湿、利关节。治淋浊、脚气、疔疮、痈肿等。据临床报道其可治麻疹、急性细菌性痢疾和慢性肾炎等。主治梅毒。本品 10 ～ 15 克，水煎服。标本号 171。

1576. 牛尾菜 *Smilax riparia* A. DC.

多年生草质藤本。根及根状茎供药用。有祛风活络、祛痰止咳、消炎镇痛功效。用于治疗气虚浮肿、腰痛、支气管炎。主治软组织损伤。本品 10 ～ 15 克，水煎服。标本号 615。

1577. 肖菝葜 *Heterosmilax japonica* Kunth

攀援灌木。产于天堂寨。根块药用。标本号 387。

1578. 虎尾兰 *Sansevieria trifasciata* Prain

多年生草本。根、叶入药。外用治瘰疬。标本号 1134。

1579. 黄花油点草 *Tricyrtis maculata* (D. Don) Machride

多年生草本。全草入药。润肺止咳、理气止痛、散结。主治咳嗽。本品 10 克，水煎服。标本号 348。

1580. 开口箭 *Tupistra chinensis* Baker

多年生草本。根状茎入药。有除风湿、清热泻火、镇痛、止血功效。主治风湿。本品 10 ～ 15 克，水煎服。但有毒，慎用。标本号 18。

1581. 牯岭藜芦 *Veratrum schindleri* Loes. f.

多年生草本。全草入药。有祛痰催吐功效。但有毒，须慎用。可作土农药。标本号 1707。

1582. 藜芦 *Veratrum nigrum* L.

多年生草本。根供药用。有催吐、祛痰、杀虫功效。但有剧毒，须慎用。

平时少用。可作土农药。标本号 11。

1583. 凤尾丝兰 *Yucca gloriosa* L.

常绿木本。有止咳平喘功效。主治支气管炎、咳嗽。本品 10 克，水煎服。标本号 274。

一八二、石蒜科 Amaryllidaceae

1584. 文殊兰 *Crinum asiaticum* L. var. *sinicum* (Roxb. ex Herb.) Baker

多年生草本。叶与鳞茎药用。有活血散瘀、消肿止痛功效。治软组织损伤、风热头痛、热毒症等。本品 10 克，水煎服。标本号 2119。

1585. 仙茅 *Curculigo orchioides* Gaertn.

多年生草本。鳞茎有剧毒，慎用。可催吐祛痰、消肿止痛，亦可治痈疖毒。主治阳痿。本品 10 克，泡酒服。标本号 2978。

1586. 忽地笑（黄花石蒜）*Lycoris aurea* (L'Her.) Herb.

多年生草本。高山分布。有毒。鳞茎治疮毒、消痈肿、杀虫、治烫火灼伤等。主治疮疖。本品捣敷。标本号 1167。

1587. 石蒜 *Lycoris radiata* (L'Her.) Herb.

多年生草本。鳞茎入药。解毒消肿、催吐祛痰。治痈肿疮毒、牛皮癣、食物中毒、水肿、痈疖。本品适量捣敷。标本号 577。

1588. 水仙 *Narcissus tazetta* L. var. *chinensis* Roem.

多年生草本。鳞茎入药。解毒、消肿、散结。治淋巴结核、腮腺炎、病毒初起。本品捣敷。标本号 2121。

1589. 玉帘（葱兰）*Zephyranthes candida* (Lindl.) Herb.

多年生草本。全草入药。治小儿惊风、羊癫风。标本号 1650。

1590. 风雨花（韭莲）*Zephyranthes grandiflora* Lindl.

多年生草本。鳞茎入药。清热，解毒，消肿。用于疮疡肿毒。主治疮疖。本品捣敷。标本号 932。

一八三、薯蓣科 Dioscoreaceae

1591. 黄独 *Dioscorea bulbifera* L.

多年生藤本。块茎入药。治咽喉肿痛、咽炎等。但味苦，处理后方可食。本品 10 克，水煎服。标本号 2987。

1592. 日本薯蓣 *Dulbifera japonica* Thunb.

多年生缠绕藤本。有健脾胃、益肺肾、补虚羸的功效。主治脾肾两亏、食少便溏、虚劳、喘咳、尿频、带下、消渴。本品适量食用。标本号 83。

1593. 穿龙薯蓣（穿山龙）*Dioscorea nipponica* Makino

多年生缠绕草质藤本。根茎祛风降湿、舒筋通络、活血止痛、止咳平喘。用于风湿痹病、关节胀痛、疼痛麻木、跌打损伤、闪腰岔气、咳嗽气喘。本品10～15克，水煎服。标本号550。

1594. 柴黄姜 *Dioscorea nipponica* Makino subsp. *rosthornii* (Prain et Burkill) C. T. Ting

缠绕草质藤本。根状茎含薯蓣皂甙元。功效同穿龙薯蓣标本号2976。

1595. 薯蓣 *Dioscorea opposita* Thunb.

缠绕草质藤本。块茎称"怀山药"。有健脾止泻、补脾肾、补肺益肾功效。适量服食。标本号1663。

1596. 山萆薢 *Dioscorea tokoro* Makino

缠绕草质藤本。块状茎含薯蓣皂甙元、山萆薢皂甙和绵萆薢皂甙等。标本号1663。

1597. 盾叶薯蓣 *Dioscorea zingiberensis* C. H. Wright

缠绕草质藤本。块状茎含薯蓣皂甙元。标本号2133。

一八四、鸢尾科 Iridaceae

1598. 射干 *Belamcanda chinensis* (L.) Redouté

多年生草本。根茎清热解毒、消痰、利咽。用于热毒痰火、郁结、咽喉肿痛、痰涎壅盛、咳嗽气喘。主治咽喉炎。本品10～15克，水煎服。标本号93。

1599. 番红花 *Crocus sativus* L.

多年生草本。花柱及柱头药用。有活血、化瘀、生肌、镇痛、健胃、调经功效。主治跌打损伤。本品3～6克，水煎服。标本号2124。

1600. 蝴蝶花 *Iris japonica* Thunb.

多年生草本。全草入药。清热解毒、消肿止痛、泻下通便。主治便秘。本品5～10克，水煎服。标本号1796。

1601. 白花马蔺 *Iris lactea* Pall.

多年生草本。种子药用。清热凉血、利尿消肿。主治肾炎。本品6～10克，水煎服。标本号949。

1602. 鸢尾 *Iris tectorum* Maxim.

多年生草本。根状茎入药。活血祛瘀、祛风利湿、解毒消积等。本种对氟化氢敏感，可监测大气氟化物污染。主治软组织损伤。本品适量捣敷。标本号1342。

一八五、芭蕉科 Musaceae

1603. 芭蕉 *Musa basjoo* Sieb. et Zucc.

多年生大型草本。根、茎、花、叶入药。清热、利尿、消肿止痛。主治肾炎。本品 10 ～ 15 克，水煎服。标本号 1174。

一八六、姜科 Zingiberaceae

1604. 姜 *Zingiber officinale* Rosc.

多年生草本。根茎供药用。干姜主治心腹冷痛、吐泻、肢冷脉微、寒饮喘咳、风寒湿痹。生姜主治感冒风寒、呕吐、痰饮、喘咳、胀满；解半夏、天南星及鱼蟹、鸟兽肉毒。主治胃寒痛。本品 3 ～ 6 克，水煎服。标本号 913。

1605. 郁金 *Curcuma aromatica* Salisb.

多年生大型草本。中药郁金为姜黄、郁金或莪术的块根。行气解郁、凉血破瘀。治胸腹胁肋诸痛、癫狂、热病神昏、吐血、衄血、尿血、血淋、妇女倒经、黄疸等。本品 10 克，水煎服。标本号 222。

1606. 蘘荷（莲荷姜）*Zingiber mioga* (Thunb.) Rosc.

多年生草本。根茎入药。止咳平喘，止吐，止带。治哮喘、气喘、呕吐腹痛、白带、月经不调、疟疾。主治胆囊炎。本品 6 ～ 10 克，水煎服。标本号 392。

一八七、美人蕉科 Cannaceae

1607. 美人蕉 *Canna indica* L.

多年生草本。根茎清热利湿，舒筋活络。治黄疸型肝炎、风湿麻木、外伤出血、跌打损伤、子宫下垂、心气痛等。本品 10 ～ 15 克，水煎服。标本号 264。

一八八、兰科 Orchidaceae

1608. 白及 *Bletilla striata* (Thunb. ex A. Murray) Rchb. f.

多年生草本。假鳞茎药用。有收敛止血、生肌补肺、润筋行气、逐瘀消肿、止痛功效。主治疮口溃烂。本品 10 ～ 15 克，水煎服。标本号 43。

1609. 银兰 *Cephalanthera erecta* (Thunb. ex A. Murray) Bl.

多年生草本。有清热解毒、利尿、祛风活血的功效。主治高热不退、口干、小便不利、咳嗽痰喘、感冒、骨折、软组织损伤等。本品 10 克，水煎服。标本号 1914。

1610. 独花兰 *Changnienia amoena* S. S. Chien

陆生直立草本。全草入药。清热凉血，解毒。治咳嗽、痰中带血、热疖疔疮、咳血。本品 10 克，水煎服。标本号 1652。

1611. 蜈蚣兰 *Cleisostoma scolopendrifolium* (Makino) Garay

多年生草本。有清热解毒、止血的功效。主治口腔溃疡、口腔炎、副鼻窦炎、气管炎、咯血、肾盂肾炎等。主治口腔溃疡。本品 10 克，水煎服。标本号 2977。

1612. 杜鹃兰 *Cremastra appendiculata* (D. Don) Makino

多年生草本。假鳞茎消肿、散结、解毒。治痈疮毒、痈疽疔肿、咽喉肿痛、蛇虫咬伤、狂犬咬伤。本品 10 克，水煎服。标本号 1735。

1613. 蕙兰（兰草）*Cymbidium faberi* Rolfe

多年生草本。根皮润肺、止咳、杀虫。可治咳嗽，除蛔虫、头虱。标本号 469。

1614. 春兰 *Cymbidium goeringii* (Rchb. f.) Rchb. f.

多年生常绿草本。根入药。滋阴清肝、止咳化痰。治百日咳、肺结核、咳嗽、咯血、头昏腰痛、尿路感染、月经不调。本品 3～6 克，水煎服。标本号 388。

1615. 扇脉杓兰 *Cypripedium japonicum* Thunb.

多年生草本。根茎入药。治风湿痹痛、跌打损伤、腰痛、子宫脱垂、月经不调、疟疾、皮肤瘙痒。本品 6～10 克，水煎服。标本号 167。

1616. 细茎石斛 *Dendrobium moniliforme* (L.) Sw.

多年生草本。全草益胃生津、滋阴清热。用于热病津伤、口干燥渴、胃阴不足、食少干呕、病后虚热不退、阴虚火旺、骨蒸劳热、目暗不明、筋骨痿软。主治肺胃阴虚、口渴。本品 5～10 克，水煎服。标本号 867。

1617. 霍山石斛 *Dendrobium huoshanense* C. Z. Tang et S. J. Cheng

多年生草本。全草有清咽润喉、清音明目、解暑益气、养胃清热、调和阴阳、壮阳补肾、养颜驻容、大幅度提高体内 SOD（延缓衰老的主要物质）、抗白内障、抗突变、抗肿瘤功效。治伤中、除痹、下气、补五脏虚劳羸瘦，逐皮肤风痹、骨中久冷、发热自汗、痈疽排脓内塞等。主治五劳损伤。本品 5～10 克，水煎服。标本号 1179。

1618. 铁皮石斛 *Dendrobium officinale* Kimura et Migo

附生草本。茎益胃生津、滋阴清热。用于热病津伤、口干燥渴、胃阴不足、食少干呕、病后虚热不退、阴虚火旺、骨蒸劳热、目暗不明、筋骨痿软。主治肺肾阴虚。本品 6～10 克，水煎服。标本号 896。

1619. 毛萼山珊瑚 *Galeola lindleyana* (Hook. f. et Thoms.) Rchb. f.

多年生腐生草本。全株入药。外用治风湿痹痛。本品 10 克，水煎服。标本号 1174。

1620. 天麻 *Gastrodia elata* Bl.

多年生寄生草本。根茎熄风、定惊。治眩晕眼黑、头风头痛、肢体麻木、半身不遂、语言蹇塞、小儿惊痫痛风。主治肝风内动、高血压。本品 10 克，水煎服。标本号 289。

1621. 小斑叶兰 *Goodyera repens* (L.) R. Br.

多年生草本。全草入药。清热解毒、止咳、消肿、活血、止痛。治肺结核咳嗽、支气管炎、骨节痛、跌打损伤、痈肿疮疖、毒蛇咬伤。主治咳嗽。本品 10 克，水煎服。标本号 19。

1622. 大花斑叶兰（大斑叶兰）*Goodyera biflora* (Lindl.) Hook. f.

多年生草本。全草入药。清热解毒、止咳、消肿、活血、止痛。治肺结核咳嗽、支气管炎、骨节痛、跌打损伤、痈肿疮疖、毒蛇咬伤。本品适量捣敷。标本号 1178。

1623. 羊耳蒜 *Liparis japonica* (Miq.) Maxim.

地生草本。全草入药。活血调经、止血止痛。主治月经不调、白带、产后腹痛、跌打损伤。本品 10 ～ 15 克，水煎服。标本号 1169。

1624. 舌唇兰 *Platanthera japonica* (Thunb. ex A. Marray) Lindl.

多年生草本。全草可作伤药。促进血液循环，润肺止咳、祛痰。主治支气管炎。本品适量水煎服。标本号 884。

1625. 尾瓣舌唇兰 *Platanthera mandarinorum* Rchb. f.

多年生草本。有镇静、解痉、益肾安神、利尿降压的功效。块茎用于降压利尿。全草用于带下、崩漏、遗尿、肺热咳嗽。主治肾性高血压。本品适量水煎服。标本号 2979。

1626. 小舌唇兰 *Platanthera minor* (Miq.) Rchb. f.

多年生草本。全草入药。养阴润肺、益气生津。治咳嗽气喘、肾虚腰痛、病后体虚、头昏身软、遗精、白带、白浊。本品 10 ～ 15 克，水煎服。标本号 1594。

1627. 绶草 *Spiranthes sinensis* (Pers.) Ames

多年生草本。全草药用。清热解毒、消肿散瘀。治咽喉肿痛、肺结核、带状疱疹等。本品 6 ～ 10 克，水煎服。标本号 401。

1628. 小花蜻蜓兰 *Tulotis ussuriensis* (Reg. et Maack) H. Hara

多年生草本。根入药。解暑消肿。治肢节肿毒、跌打损伤。本品 10 ～ 15 克，水煎服。标本号 1092。

主要参考资料

安徽植物志协作组，1986. 安徽植物志·第一卷. 合肥：安徽科学技术出版社

安徽植物志协作组，1987. 安徽植物志·第二卷. 北京：中国展望出版社

安徽植物志协作组，1990. 安徽植物志·第三卷. 北京：中国展望出版社

安徽植物志协作组，1991. 安徽植物志·第四卷. 合肥：安徽科学技术出版社

安徽植物志协作组，1992. 安徽植物志·第五卷. 合肥：安徽科学技术出版社

蔡元伟，1542. 罗田县志

方志先，廖朝林，2006. 湖北恩施药用植物志. 武汉：湖北科学技术出版社

傅书遐，2001. 湖北植物志·1. 武汉：湖北科学技术出版社

傅书遐，2002. 湖北植物志·2. 武汉：湖北科学技术出版社

傅书遐，2002. 湖北植物志·3. 武汉：湖北科学技术出版社

傅书遐，2002. 湖北植物志·4. 武汉：湖北科学技术出版社

管贻葵，1884. 罗田县志

何其果. 罗田树种名录（打印稿）

华中师范学院生物系. 罗田县天堂寨林场资源植物调查

黄冈地区林校，1987. 薄刀峰林场植物名录（打印稿）

贾祖璋，贾祖珊，1937. 中国植物图鉴. 上海：开明书店

江苏新医学院. 中药大辞典. 上海：上海人民出版社

罗田县林业局，1958. 罗田县三里畈公社植物名录（手写油印稿）

王葆心，1945. 罗田县志

郑重，1993. 湖北植物大全. 武汉：武汉大学出版社

中国科学院植物研究所，1972. 中国高等植物图鉴·第一册. 北京：科学出版社

中国科学院植物研究所，1972. 中国高等植物图鉴·第二册. 北京：科学出版社

中国科学院植物研究所，1974. 中国高等植物图鉴·第三册. 北京：科学出版社

中国科学院植物研究所，1975. 中国高等植物图鉴·第四册. 北京：科学出版社

中国科学院植物研究所，1976. 中国高等植物图鉴·第五册. 北京：科学出版社

甾兴中，张定成，2006. 大别山植物志. 北京：中国林业出版社

索　引

C

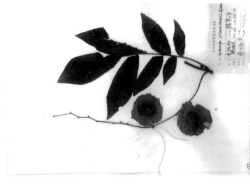

南方红豆杉

青钱柳

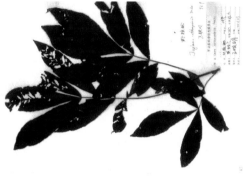

抱石莲

山核桃

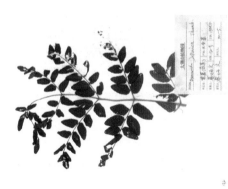
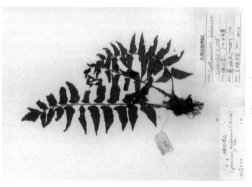

紫萁（薇菜）

镰羽贯众

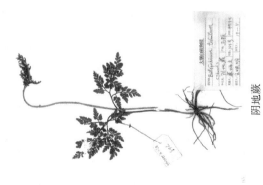
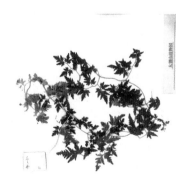

阴地蕨

海金沙

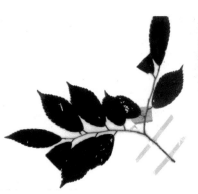

榉树

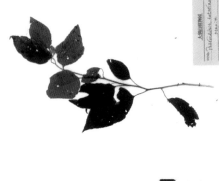

青檀

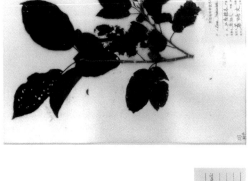

江南桤木

杜衡

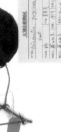

金荞麦

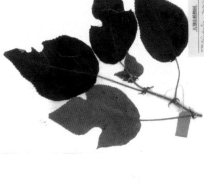

鸡桑

构

大血藤

瞿麦

白鼓钉

刺苋

紫茉莉

虎杖

土荆芥

萹蓄

杠板归

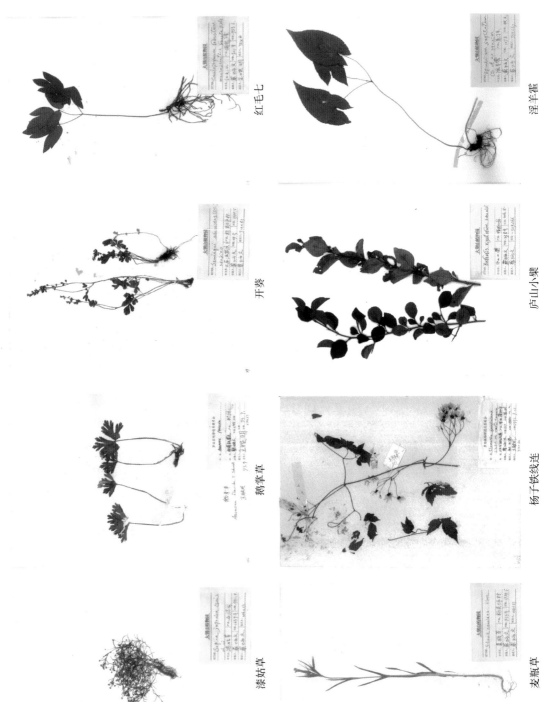

红毛七

淫羊藿

开麦

庐山小檗

鹅掌草

杨子铁线莲

漆姑草

麦瓶草

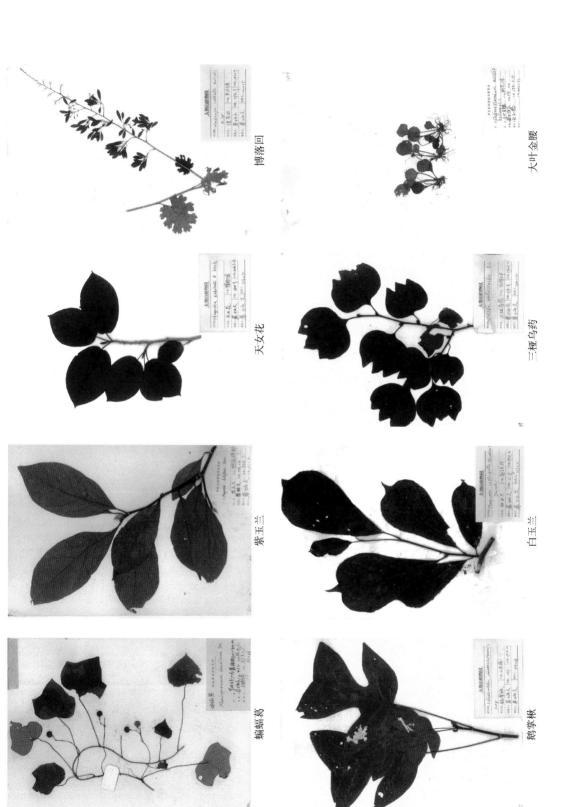

博落回

大叶金腰

天女花

三桠乌药

紫玉兰

白玉兰

蝙蝠葛

鹅掌楸

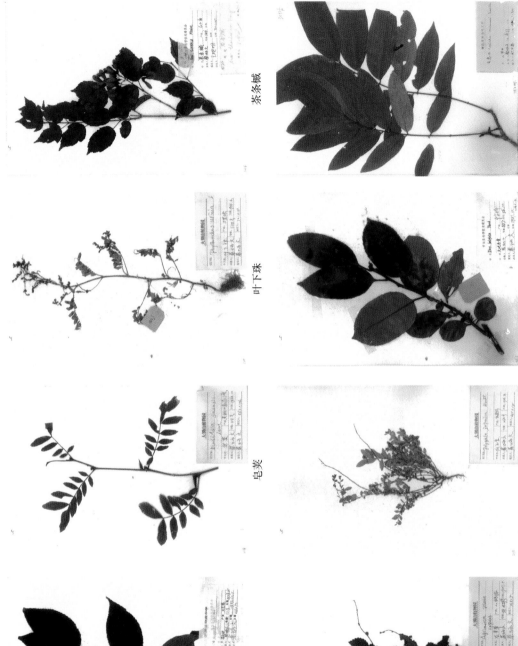

茶条槭

无患子

叶下珠

大叶冬青

皂荚

瓜子金

杜仲

龙芽草

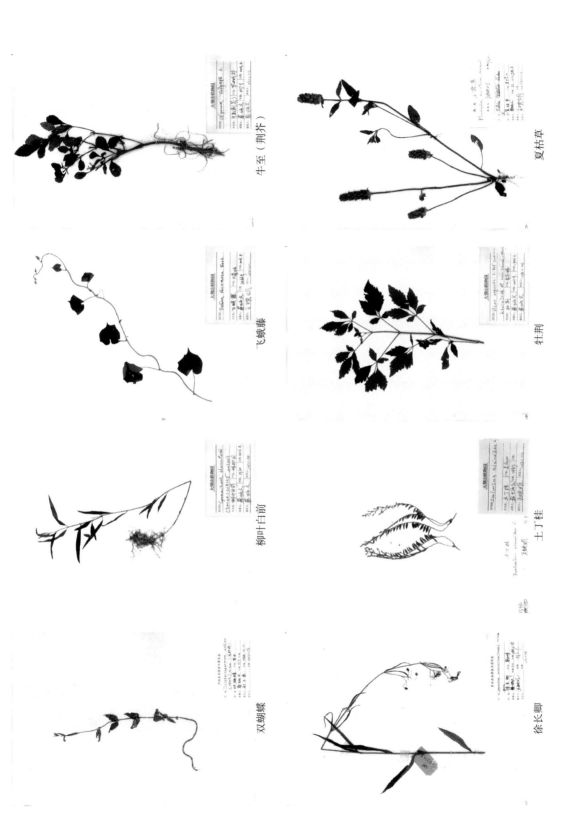

牛至（荆芥）

夏枯草

飞哦藤

牡荆

柳叶白前

土丁桂

双蝴蝶

徐长卿

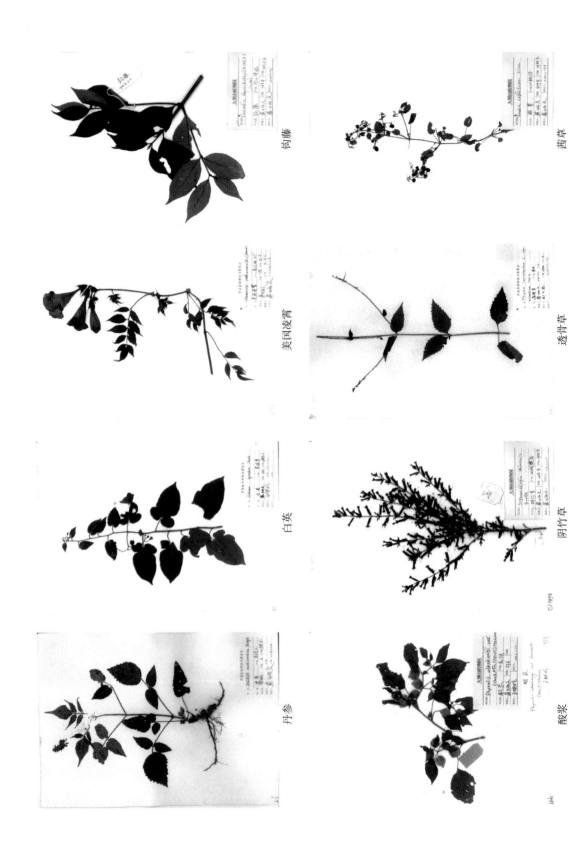

钩藤

茜草

美国凌霄

透骨草

白英

阴竹草

丹参

酸浆

石沙参

半边莲

栝楼

杏叶沙参

接骨木

绞股蓝

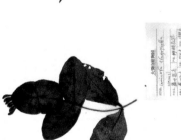

盘叶忍冬

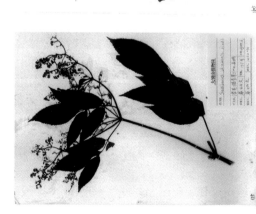

接骨草

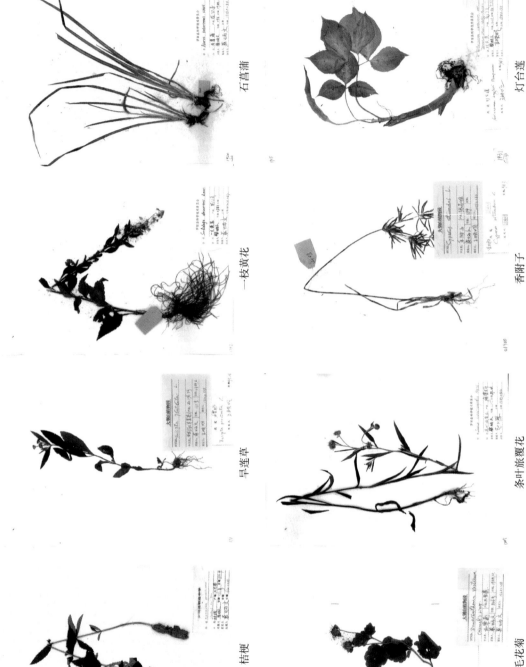

石菖蒲

灯台莲

一枝黄花

香附子

旱莲草

谷叶旅覆花

桔梗

毛花菊

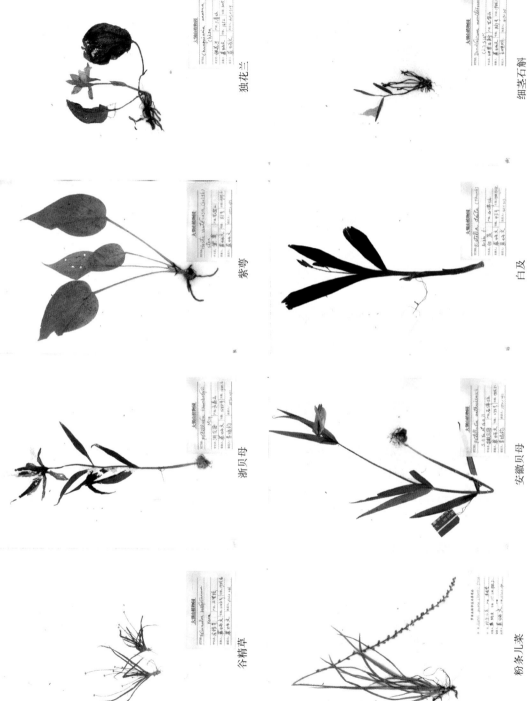

独花兰

细茎石斛

紫萼

白及

浙贝母

安徽贝母

谷精草

粉条儿菜